AF466003

DES FRACTURES

CHEZ

LES SYPHILITIQUES

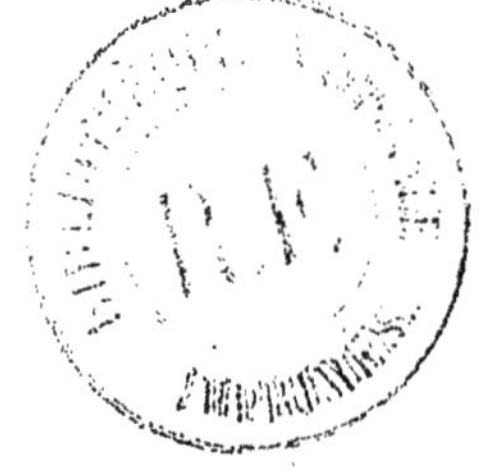

PAR

Le Dr Louis GELLE
Ancien interne des hôpitaux.

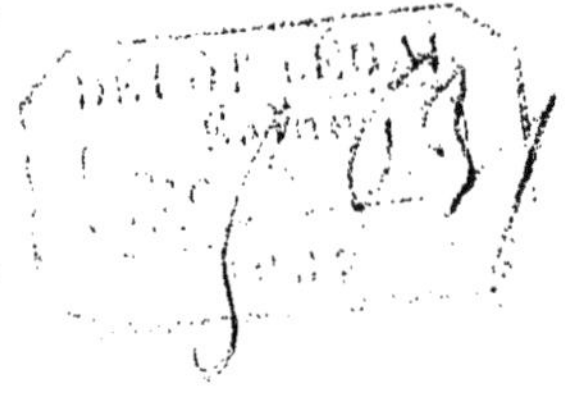

PARIS
A. DELAHAYE et E. LECROSNIER, EDITEURS
Place de l'Ecole-de-Médecine.

1884

DES FRACTURES

CHEZ LES SYPHILITIQUES

INTRODUCTION.

Les lésions osseuses dues à la syphilis sont connues depuis très longtemps. Depuis longtemps aussi on a remarqué que dans quelques cas de syphilis avérée, des fractures se produisaient sous l'influence d'une cause très minime, si faible, qu'elle aurait été à coup sûr insuffisante à déterminer une rupture quelconque de l'os chez un individu sain. « Sur des pièces du musée on voit des ostéites raréfiantes limitées, d'origine vénérienne (1), » qui expliquent très bien la production de ces fractures en quelque sorte spontanées. On trouve, du reste, dans la plupart de nos classiques, Nélaton, Follin, Terrier, la syphilis notée comme cause prédisposante des fractures. De même nous retrouvons la syphilis mentionnée parmi les causes de pseudarthrose. Mais ces indications sont passées inaperçues au-

(1) Marchand. Dict. encyclopéd. Fractures, 4e série, t. IV, p. 13.

près de bien des chirurgiens. C'est ainsi que M. Gillette (1) trouve que la syphilis a été trop souvent mise en jeu lors de fracture spontanée, et qu'il n'y a rien de bien positif au point de vue de la prédisposition aux fractures que peut causer la vérole. De même, M. le professeur Gosselin, qui, en 1851, regardait la syphilis comme une cause prédisposante de fractures (2), en 1879 dit qu'il « n'est admis par personne que la syphilis donne de la fragilité au tissu osseux; tout au contraire, elle augmente plutôt leur solidité, en produisant l'exostose et l'hyperostose (3). » Et plus loin, à propos du même malade, âgé de 30 ans et porteur d'une fracture sous-trochantérienne presque spontanée, dont la consolidation retardée n'avait été obtenue que par l'ingestion d'iodure de potassium, M. Gosselin nous dit que l'iodure avait été administré comme moyen fortifiant et non comme antisyphilitique. Nous serions beaucoup plus porté à regarder ce cas comme un cas de fracture chez un syphilitique. Du reste, la syphilis peut être une cause prédisposante de fractures alors même que les os sont plus gros et plus durs. B. Bell en cite deux cas où la fracture a été produite par l'action ordinaire des muscles du membre (4).

En parcourant les auteurs, on trouve un grand nombre de faits épars; nous-même avons été témoin, soit dans nos salles, soit dans celles de plusieurs de nos collègues, de retards de consolidation chez des syphilitiques. Aussi, en présence des contradictions qui existent entre les auteurs,

(1) Gillette. Clin. chirurg. des hôp. de Paris, 1877, p. 213.

(2) Compendium de chirurgie, par Denonvilliers et Gosselin. Paris, 1851, t. II, p. 226.

(3) Clin. chir. de l'hôpital de la Charité, 3e édit. Paris, 1879, t. I, p. 539.

(4) B. Bell. Cours complet de chirurgie, trad. Bosquillon. Paris, an IV, 6 vol., t. VI, p. 3.

du manque complet de travail synthétique sur cette question, avons-nous cru pouvoir en faire le sujet de notre thèse. Qu'il nous soit permis de remercier ici nos différents maîtres dans les hôpitaux, en particulier M. le professeur Peter, qui a bien voulu accepter la présidence de notre thèse. Nous tenons aussi à remercier sincèrement nos collègues qui nous ont aidé dans nos recherches bibliographiques.

PLAN GÉNÉRAL DE LA THÈSE.

L'influence de la syphilis sur les fractures peut et doit être étudiée à plusieurs points de vue différents. Suivant ici l'exemple donné par M. le professeur Verneuil dans ses remarquables études de pathologie générale, nous aurons à considérer successivement l'influence de la syphilis sur la fracture et l'influence de la fracture, ou plus exactement du traumatisme causant la fracture sur la syphilis. Nous aurons à examiner successivement si la syphilis peut être considérée comme une cause prédisposante de fractures à la période primitive, secondaire, tertiaire ; si elle agit sur la marche de la fracture, en retardant la consolidation à ces différentes périodes et si, réciproquement, le traumatisme agit à une quelconque des périodes comme provoquant l'apparition d'accidents spécifiques.

Nous passerons rapidement sur cette dernière partie de notre étude qui rentre, en quelque sorte, dans le large cadre des syphilides modifiées ou provoquées par un traumatisme et qui ont été bien étudiées par M. Petit dans sa thèse (1). Ce n'est pas tout; aujourd'hui, toutes les fois qu'on s'occupe de syphilis, il faut compter avec la syphilis héréditaire et le fait est ici d'autant plus important, que l'on a signalé chez les enfants héréditairement syphili-

(1) L.-H. Petit. De la syphilis dans ses rapports avec les traumatismes. Th. Paris, 1875, n° 94. Voir aussi Verneuil, le Traumatisme et les Propathies. Revue mensuelle de méd. et de chir., 1879, t. III, p. 352.

tiques diverses altérations que nous devons tout au moins mentionner, car, à bien des points de vue, elles se rapprochent des fractures : nous voulons parler des décollements épiphysaires. Nous serons toutefois bref sur cette partie de notre thèse, nos recherches ayant plus spécialement porté sur les syphilis acquises et sur les fractures chez des individus parvenus à l'âge adulte.

CHAPITRE PREMIER.

SYPHILIS HÉRÉDITAIRE ET FRACTURES.

Au début de ce chapitre, nous devons bien en spécifier les termes.

Notre maître, M. Parrot, a décrit le rachitisme comme une des formes de la syphilis héréditaire, et si nous adoptions sa manière de voir nous serions conduit à parler des fractures chez les rachitiques, étude qui seule suffirait à constituer une thèse. Aussi, comme cette opinion de notre regretté maître n'est pas acceptée par tout le monde (1), comme, au point de vue clinique, il existe des différences incontestables entre le rachitisme classique, anciennement connu, et les manifestations osseuses bien spéciales dont M. Lannelongue a montré dans ses communications à la Société de chirurgie (2) la nature syphilitique, nous ne nous occuperons ici que de ces derniers faits. Quelques-uns de ceux-ci se trouvent résumés dans la thèse récente de notre collègue Berne (3).

Deux ordres de lésions peuvent se rencontrer dans la syphilis héréditaire : des décollements épiphysaires et des fractures vraies, les premiers donnant lieu à des pseudo-paralysies.

(1) Voir la discussion de la Soc. de chir., 1883.

(2) Soc. de chir., 1881.

(3) Berne. Des manifestations osseuses précoces et tardives de la syphilis héréditaire. Th. Paris, 1884.

Décollements épiphysaires.

C'est Valleix qui, en 1835, signala le décollement épiphysaire chez les nouveau-nés syphilitiques. En 1865, M. Ranvier présenta à la Société de biologie le premier fait de disjonction des épiphyses chez un enfant mort un mois après sa naissance.

Wegner (1) a fait la remarque importante qu'il existe des altérations constantes, chez les syphilitiques héréditaires, à la limite de l'épiphyse et de la diaphyse des os longs et au niveau des cartilages costaux. Cette lésion suffirait à elle seule à caractériser la diathèse.

R. Müller (2), en effet, dans dix-huit autopsies de nouveau-nés syphilitiques, n'a vu manquer que deux fois ces altérations osseuses.

Selon Wegner, l'altération consiste essentiellement en une ostéo-chondrite; il se produirait d'abord une calcification trop rapide et trop étendue envahissant même le pourtour des vaisseaux médullaires, puis une prolifération exagérée des cellules du cartilage. Cette couche hypertrophiée, qui n'est en somme que la couche spongoïde de Guérin, provoquerait consécutivement du côté de la diaphyse une suppuration éliminatoire qui détache l'épiphyse à la manière d'un séquestre.

Peu de temps après, Waldeyer et Köbner (3) ont publié des cas analogues ; mais pour eux le processus serait celui d'un bourgeonnement syphilitique parti de la diaphyse et pénétrant dans le cartilage. Ce tissu de granulations doit

(1) Wegner. Arch. de Virchow, 1870.
(2) R. Muller. Arch. de Virchow, vol. 92-93, p. 532, 1883.
(3) Waldeyer et Köbner. Arch. de Virchow, 1873, p. 78.

être rapproché des tissus mous, semi-liquides qu'on trouve dans les gommes sous-périostiques.

Les recherches spéciales de MM. Cornil et Ranvier (1) les ont conduits à une opinion analogue ; c'est à l'extrémité de l'épiphyse et non dans le cartilage même que siège l'altération qui provoque le décollement.

Une troisième opinion s'est fait jour en Allemagne ; O. Haab (2) veut, au contraire, voir dans ces altérations une désagrégation moléculaire de la substance fondamentale du cartilage, à quelque distance de la ligne d'ossification. Nous devons faire remarquer que ces altérations régressives sont peu en harmonie avec ce que nous savons des tendances de la syphilis. Verraguth (3) a pourtant tenté de soutenir l'opinion de Haab ; mais le travail le plus récent, celui de H. Stilling (4), confirme les résultats de Wegner ; il a en effet trouvé sous le cartilage un tissu fongueux d'un brun rougeâtre, parsemé de lacunes remplies de matière caséeuse ; il y aurait donc bien là une formation de produits gommeux, analogues à ceux qu'on trouve dans l'ostéite gommeuse de la syphilis acquise.

En France, c'est notre maître Parrot (5) qui, le premier, a étudié ces lésions dans des cas de pseudo-paralysie causée par une altération du système osseux chez les nouveau-nés syphilitiques. Il admet *quatre degrés* de la lésion.

Dans le *premier*, on trouve des productions ostéophytiques denses sous le périoste et un développement exagéré de la couche chondro-calcaire, qui se trouve entre la dia-

(1) Cornil et Ranvier. Manuel d'histologie pathologique, 2e édit., 1882.

(2) O. Haab. Arch. de Virchow, 1876, p. 366.

(3) Verraguth. Arch. de Virchow, vol. 84, p. 325.

(4) H. Stilling. Arch. de Virchow, vol. 88, 3e fasc., p. 509, 1882.

(5) Parrot. Arch. de physiologie, 1871-72.

physe et l'épiphyse. Au *deuxième degré* correspond un ramollissement gélatiniforme de l'os et la disjonction de l'épiphyse. Le *troisième degré* est caractérisé par la « médullisation ; » un tissu médullaire de nouvelle formation se substitue peu à peu aux ostéophytes, pénètre et envahit tout. Au *quatrième degré* apparaît du tissu spongoïde qui se développe sous le périoste et envahit, d'autre part, la couche chondro-calcaire du cartilage de conjugaison.

Wegner n'avait admis que trois degrés qui correspondent en grande partie aux deux premiers degrés de Parrot. Celui-ci n'a pas fait non plus de rapprochement entre les tissus granuleux qu'il décrit et les productions gommeuses.

Au point de vue clinique, nous ne pouvons mieux faire que de citer la description de notre maître : « l'état des membres des petits malades est comparable à celui que détermine une fracture, ou bien encore le rhumatisme articulaire aigu. C'est une inertie plus ou moins complète, parfois difficile à constater, dans d'autres cas absolue. Alors, s'il n'y a pas de douleur, on croirait avoir sous les yeux une partie complètement disloquée. Mais il n'est pas toujours possible, à cause de la douleur, de pratiquer les manœuvres destinées à mettre en relief cette flaccidité. Les membres thoraciques sont à l'ordinaire appliqués le long du tronc et en pronation. Les membres pelviens sont allongés contrairement à ce qui a lieu à l'état de santé, et, quand on soulève l'enfant, ils pendent et oscillent à toutes les secousses. »

L'examen cadavérique, faisant voir que les systèmes nerveux et musculaire sont intacts, mais qu'il existe des altérations considérables des os dont l'intégrité est indispensable au jeu des articulations, on ne peut faire intervenir que les lésions osseuses pour expliquer les troubles du mouvement.

Du reste, ces décollements épiphysaires peuvent guérir (Parrot, Taylor, Kassowitz, Roques (1), Millard (2), Damaschino, Troisier). Ces deux derniers auteurs ont obtenu la guérison par l'administration du sirop de Gibert.

Stilling (*loc. citat.*) a publié deux cas de guérison, et croit que le cartilage épiphysaire peut reprendre sa fonction et contribuer à l'accroissement de l'os.

OBSERVATION I.

Décollement des épiphyses dans un cas de syphilis congénitale, par Wiltshire. (Obstetrical Society of London. In the British medical journal, 18 mai 1878, t. I, p. 732).

Enfant âgé de 5 mois, qui entra dans le service avec une tuméfaction considérable des hanches, des épaules et des genoux.

Ces tuméfactions, survenues rapidement, étaient fluctuantes. L'enfant très anémique, offrait des signes incontestables de syphilis congénitale. Les abcès furent ponctionnés avec l'aspirateur. L'enfant mourut bientôt après, et à l'autopsie on trouva les articulations malades désorganisées et les épiphyses séparées.

Le foie contenait un abcès, suite probable d'une gomme syphilitique.

OBSERVATION II.

Ein Kind mit hereditaeren Knochen syphilis. (G. Behrend. Berliner Klin Wochensch, 1881).

Behrend rapporte un cas de fracture spontanée de l'humérus gauche à sa partie moyenne et de la cuisse du même côté, chez un enfant de

(1) Roques. Soc. méd. des hôp., 25 mai 1883.
(2) Willard. Soc. méd. des hôp., 11 mai 1883.

8 mois qui avait été présenté âgé de 11 semaines, couvert de syphilides papuleuses avec un état parétique du bras droit, tenant à un décollement de l'épiphyse humérale inférieure. Les fractures, traitées par les lotions de sublimé et les appareils inamovibles, guérirent sans difformité, mais avec un gros cal.

Dans l'observation qui précède, il y a également eu une fracture spontanée. Nous allons étudier brièvement ces faits.

Fractures proprement dites.

Nous venons d'étudier les décollements épiphysaires chez les nouveau-nés syphilitiques. Quoique ce soient là des lésions toutes spéciales qui donnent lieu à des symptômes paralytiques, nous avons cru devoir en parler ici à cause des rapports qui existent entre les décollements épiphysaires et les fractures, en particulier avec les fractures presque spontanées qu'on observe dans certains cas de syphilis.

Nous avons maintenant à nous occuper des fractures proprement dites chez les syphilitiques héréditaires. Notre maître Parrot (1) distingue deux ordres de fractures : celle qu'on observe chez les enfants âgés de quelques semaines seulement à 2 ou 3 mois, et celles qui se produisent chez des enfants plus âgés. Les premières se font toujours au voisinage de la ligne chondro-calcaire qui établit la limite de séparation entre la diaphyse et le cartilage épiphysaire; elles s'accompagnent d'altération gélatiniforme des os avec formation d'ostéophytes. Quand cette altération est profonde, la fracture devient telle que les fragments osseux

(1) Parrot. Gaz. des hôp., 1881, p. 402.

jouent les uns sur les autres et amènent l'impotence absolue ; cette pseudo-paralysie peut être parfois confondue avec la paralysie générale infantile. Ce n'est pas un décollement épiphysaire; c'est une véritable fracture de la diaphyse.

Dans les fractures spontanées qui siègent à la partie moyenne de l'os, il y a peu de déplacement. Un cal de tissu spongoïde se fait dans l'angle rentrant formé par les deux fragments, de façon à rendre à l'os fracturé sa forme normale, tandis que, du côté opposé, c'est-à-dire au niveau de la saillie formée par l'extrémité des fragments, le cal est très mince.

OBSERVATION III.

Parrot. Soc. anat., 1875, p. 156.

Extrait de la thèse de Patey. Paris, 1878.

Les os que je présente aujourd'hui proviennent d'un enfant né à l'hôpital Lariboisière, et qui fut envoyé à l'hospice des Enfants-Assistés, avec une diarrhée très intense. Je fus frappé de suite d'une apparence particulière de la peau du menton. Cette apparence, qu'on observe chez les enfants syphilitiques, se caractérise par une teinte rouge ou cuivrée et l'existence de plis convergeant vers la lèvre inférieure. En outre, il existe cette pseudo-paralysie qui tient à l'existence de lésions syphilitiques dans les os. Lorsqu'on pinçait l'enfant, il remuait les membres inférieurs. mais nullement les membres supérieurs qui étaient complètement paralysés. En pressant les membres, on constatait une mobilité assez grande au niveau de la plupart des articulations, et surtout marquée à l'articulation scapulo-humérale.

Cet enfant est mort le lendemain de son entrée et j'ai trouvé dans les os les lésions que je supposais, outre une augmentation de volume de la rate et l'aspect dit pierre à fusil, du foie. — L'humérus est, comme je l'ai déjà montré sur d'autres préparations, enveloppé d'une couche jaunâtre, teinte de maïs ; mais de plus il existe un décollement des épiphyses. Si cependant on fait une coupe de l'os, on constate que ce n'est pas, à proprement parler un décollement des épiphyses, *car la séparation a lieu non pas au niveau du cartilage épiphysaire, mais dans la diaphyse, à 1 ou 2 millimètres de ce cartilage* : cette lésion résulte d'une atrophie du tissu spongieux en ce point.

Lorsque la lésion est plus ancienne, elle s'avance vers la diaphyse et surtout vers l'épiphyse qui peut se trouver détruite, de sorte que l'os communique avec la synoviale articulaire ; c'est ainsi que, dans un cas, j'ai trouvé dans l'articulation des médullocelles. Le travail pathologique dont nous voyons ici les résultats, a certainement commencé pendant la vie intra-utérine, car il se produit toujours assez lentement.

D'après les renseignements qui m'ont été donnés par Cuffer, la mère n'avait eu des accidents syphilitiques qu'à partir du 3e mois. Dernièrement elle présentait une plaque muqueuse sur l'un des piliers du voile du palais.

OBSERVATION IV.

Syphilis héréditaire. Fractures spontanées multiples. Pseudo-paralysies des membres supérieurs liées à ces fractures.

(Porak. Soc. chir., 1877, p. 608. Rapport de Polaillon).

(Obs. résumée).

Curmin (Adrienne), 21 ans. Aucun commémoratif de syphilis, mais quand elle entre à l'hôpital, elle a aux grandes lèvres des syphilides papulo-érosives hypertrophiques, ayant débuté au 2e mois de la grossesse. Accouchement facile, pratiqué sans aucune force. Cependant, dès le lendemain, Polaillon constatait l'existence d'une fracture de l'extrémité supérieure de l'humérus droit. A gauche, pseudo-paralysie, le coude est volumineux, mais pas de fracture cliniquement constatée. Lésions hypertrophiques du fémur gauche, du tibia droit. Pas d'autre signe de syphilis. Mort de cachexie le huitième jour.

Autopsie. — Lésions du squelette.

Humérus gauche : Fracture de l'extrémité supérieure. Le fragment supérieur forme, avec le fragment inférieur, un angle droit et la tête regarde en arrière. Pas trace de travail réparateur. Périoste très épaissi.

Humérus droit : Fracture au même niveau, mais le périoste est intact. Pas de déplacement. Cela explique comment la fracture a passé cliniquement inaperçue.

Sur les *deux fémurs* l'extrémité supérieure, à quelques millimètres du cartilage, présente, sur une coupe, une brisure transversale que Parrot a fait constater à Porak et à Polaillon.

OBSERVATION V.

Fractures multiples chez un enfant syphilitique.

(Parrot. Gaz. des hôp., 1881).

Il s'agit d'un enfant âgé de près d'un an, extrêmement malingre et qui avait des fractures syphilitiques des os des membres, compliquées d'abcès qu'on dut ouvrir.

Du reste les traces de la syphilis héréditaire étaient aussi évidente que possible; sur les fesses, on trouvait un assez grand nombre de taches violacées, surtout du côté gauche ; les lèvres étaient aussi fissurées.

Sur les membres inférieurs on sentait des nodosités, notamment à gauche où l'on trouvait à la partie moyenne de la jambe, une nodosité considérable telle que la circonférence du membre à ce niveau, mesurait 17 centimètres, tandis que du côté opposé elle donnait seulement 12 centimètres, différence énorme pour un enfant.

Le membre supérieur gauche présentait quelque chose d'analogue, c'est-à-dire une nodosité à peu près semblable à la partie moyenne de l'avant-bras.

En général, dans les fractures des membres chez les enfants atteints de syphilis, au lieu d'avoir une masse arrondie, olivaire, un véritable manchon, comme chez le sujet qui nous occupe, la saillie que l'on observe sur l'une des faces du membre, correspond à une dépression, à une sorte de concavité sur la face opposée. Ce fait est donc tout spécial, mais ce qui était aussi curieux, c'était la consistance fluctuante que l'on sentait autour du cal, due à un véritable abcès qui, ouvert, donna issue à du pus phlegmoneux.

La consolidation du membre fut incomplète à cause des sévices qui entouraient le pauvre enfant. Il est resté entre les deux fragments osseux une petite cavité remplie par un tissu gélatiniforme et il s'est fait en ce point un travail suppuratif qui s'est étendu sous le périoste, l'a décollé et s'est fait jour à l'extérieur par une fusée purulente.

Mais cette fragilité des os causée par la syphilis héréditaire peut-elle se prolonger tardivement, et même ne se manifester que tardivement? Cela est possible, et M. Vallin serait partisan de cette opinion. Il a publié une observation qui tend à confirmer cette hypothèse. Mais nous avouons n'être pas absolument convaincu de la réalité de cette interprétation.

OBSERVATION VI.

Fracture du fémur par effort musculaire.
(Vallin. Gaz. hebd., 1880, p.596).

Jeune Arabe de 16 à 18 ans. Robuste. Se brise le fémur gauche en montant sur le lit à spéculum. Consolidation en six semaines. Aucun antécédent cancéreux, aucune trace de syphilis. Mais c'est une jeune Arabe d'une tribu où la prostitution est le moyen employé par toutes les jeunes filles pour gagner leur dot; aussi la syphilis héréditaire y est elle endémique. L'existence de cette diathèse est la meilleure hypothèse que M. Vallin ait pu trouver.

Outre ces décollements épiphysaires et ces fractures spontanées observés chez des nouveau-nés héréditairement syphilitiques, on peut observer des fractures en tout analogues à celles qui surviennent à la suite de traumatismes chez les individus sains. L'observation VII, communiquée par notre ami Hartmann, nous montre que dans ces circonstances la consolidation peut être normale; et cependant l'enfant n'avait été soumis à aucun traitement spécifique, la syphilis étant passée inaperçue à cette époque, et sa syphilis n'était pas guérie puisque l'année suivante une gomme s'est déclarée.

OBSERVATION VII.

Syphilis héréditaire méconnue. Fracture de jambe. Consolidation en six semaines, sans traitement spécifique.

(Observation communiquée par notre ami Hartmann).

B..., âgé de 11 ans, tombe d'un premier étage, le 14 mars 1883. Il est transporté à l'hôpital Trousseau, salle Denonvilliers, lit n° 41, dans le service de M. Lannelongue. On constate l'existence d'une fracture de jambe à droite. Immobilisation dans un plâtre. Quatre semaines après, consolidation incomplète; deuxième appareil plâtré, qu'on laisse pendant quinze jours au bout desquels, la fracture étant solide, l'enfant est envoyé à La Roche-Guyon en convalescence.

En 1884, cet enfant est rentré dans le service pour une gomme de la partie externe de la jambe droite. On constate, à cette époque, de l'asymétrie faciale, une voûte palatine ogivale, des dents d'Hutchinson, de la surdité. En interrogeant la mère, on apprend qu'elle a eu, d'un premier lit, trois enfants actuellement bien portants; puis que, remariée, elle a accouché de deux enfants macérés, avant de mettre au monde notre malade.

Dans un autre cas de fracture, chez un syphilitique héréditaire qu'il nous a été donné d'observer, la fracture a paru se consolider dans les délais habituels, de même que dans le cas précédent; mais une fracture itérative s'est produite un an après. Cette fracture s'est, du reste, bien consolidée, comme lors du premier traumatisme. Il y a eu toutefois un léger retard de consolidation.

OBSERVATION VIII.

Syphilis héréditaire. Fracture itérative du tiers supérieur du fémur gauche. Retard de la consolidation. (Pas de traitement.)

(Obs. inédite (personnelle).

Le nommé Charpiat (Louis), âgé de 16 ans, ébéniste, entre le 18 février 1884, dans le service de M. Péan, salle Cloquet, n° 70.

Le malade ne peut nous fournir que peu de renseignements sur ses antécédents héréditaires. Il sait seulement que sa mère a accouché à l'hôpital Saint-Louis, où elle était soignée à ce moment pour des manifestations syphilitiques.

Dans son enfance, il n'a jamais fait de maladie grave, il n'a présenté non plus aucune manifestation de rachitisme.

Il y a un an, il a été soigné dans le service, pour une fracture de la cuisse gauche siégeant au tiers supérieur; il y a fait un séjour de deux mois.

La consolidation a été assez rapidement obtenue et après un séjour de trois semaines à Vincennes, le malade a pu reprendre ses occupations.

Hier, en descendant un escalier, il a fait une chute de plusieurs marches; immédiatement, il a ressenti une douleur assez violente dans la cuisse gauche; il lui a été impossible de se relever et ce matin il s'es fait apporter à l'hôpital.

On constate aisément les signes habituels d'une fracture du fémur; mais celle-ci siège au même point que la première, car le trait de la fracture un peu oblique porte sur le cal, et ni au-dessus ni au-dessous de lui on ne trouve de trace de consolidation ancienne.

En examinant le malade, on constate qu'il présente des traces manifestes de syphilis héréditaire. Le crâne présente la déformation natiforme décrite par le professeur Parrot, et on trouve sur les dents des traces d'atrophie cuspidienne.

La cuisse est placée dans un appareil d'Hennequin. On donne au maade du phosphate de chaux et du sirop d'iodure de fer.

Le 20 avril, soixante-deux jours après la fracture, on enlève l'appareil. Il n'y a absolument pas de raccourcissement, mais la consolidation n'est pas absolument complète. Appareil silicaté. Le malade est envoyé à Vincennes. Il en revient le 7 mai, la consolidation est parfaite, le cal n'est ni volumineux ni douloureux. Le malade reprend ses occupations.

Mais aussi il est bien possible que, dans un certain nombre de cas, la syphilis héréditaire, si souvent méconnue, soit la cause d'accidents à la source desquels nous sommes parfois impuissants à remonter. Ne pourrait-on pas se demander, par exemple, si ce n'est pas là l'origine étiologique de certains cas de fragilité osseuse dont la nature nous échappe (obs. de Vallin)? Si, d'un autre côté, certaines pseudarthroses, qu'on s'évertue en vain à interpréter, ne relèvent pas d'un vérole héréditaire. Ce sont-là des points qui nécessiteraient une étude approfondie, et d'une difficulté facile à concevoir.

CHAPITRE II.

DE LA SYPHILIS COMME CAUSE PRÉDISPOSANTE AUX FRACTURES.

La syphilis est-elle une cause prédisposante aux fractures? Nous n'hésitons pas à répondre par l'affirmative.

Les observations où la vérole apparaît comme une cause prédisposante indéniable de fracture sont, en effet, nombreuses. On ne peut refuser d'admettre la valeur de celles qui rentrent dans la catégorie des fractures dites *spontanées*. Je n'entrerai pas ici dans la discussion du mot spontané; il est bien évident que, pour qu'un os altéré se rompe, il faut toujours, si faible que soit la résistance dont il demeure capable, qu'il soit soumis à l'action d'une force musculaire ou traumatique supérieure à cette résistance. Donc, à ce point de vue absolu, les fractures *spontanées* n'existent pas. Mais ce nom a cela de bon qu'il met immédiatement en relief la prédominance de la cause prédisposante sur la cause efficiente.

Or, dans bien des cas, la seule cause prédisposante que l'on puisse invoquer est la syphilis. Parmi les observations que nous relaterons ultérieurement à d'autres points de vue, la faible intensité de la cause efficiente est souvent notée. Nous allons en rapporter ici quelques-unes, en conservant autant que possible l'ordre historique.

Au dire de Malgaigne, Marcellus Donatus est le premier

(1) Malgaigne. Traité des fractures et des luxations. Paris, 1847, t. I, p. 17. L'indication donnée par Malgaigne, est exacte. La manière dont Marcellus

qui ait, d'une manière explicite, signalé le lien qui existe entre la vérole et certaines fractures. Voici le texte, tel que Malgaigne le cite :

OBSERVATION IX.

Marcellus Donatus. De historia medica mirabili libri sex; liber V, cap. I, p. 271 (dans l'édition de la Faculté). Mantoue, 1536.

Il rapporte l'histoire d'un Portugais affecté depuis plusieurs années d'une syphilis constitutionnelle avec des tumeurs *tophacées* sur divers os, qui enfin paraissait avoir cédé aux frictions mercurielles. Un jour, en jetant à un de ses compagnons une moitié d'orange, il se fit une fracture à l'humérus droit; la consolidation était à peine achevée, qu'en étendant le bras gauche hors du lit pour prendre le pot de chambre, il se cassa l'humérus gauche qui se consolida également bien.

Depuis lors, ajoute Malgaigne, les faits se sont multipliés.

L'auteur le plus ancien où j'aie trouvé reproduit le fait de Donatus est Daniel Turner (1), au dire duquel Donatus accuse le mercure d'avoir produit la fragilité osseuse. Turner n'innocente pas ce métal, mais il ajoute : « Il est bien probable que la maladie elle-même n'y contribue pas pour peu, comme on peut le conclure de la texture de ces parties détruites par le spina et l'exostose ».

Jean-Louis Petit (2) fait mention de la syphilis parmi les

Donatus rapporte le fait, est de nature à faire croire qu'il lui est personnel. Gurlt fait à ce sujet une erreur, quand, citant des observations sur l'influence de la syphilis, il donne : Obs. I. Joh. Schenkii a Grafenberg. Observ. médic. rararum. Lib. V, obs. 7, p. 18. Fribourg Brig. 1596. J. Schenkius rapporte parfaitement cette observation (dans l'édition que possède la Faculté. Francfort MDCIX. Lib. V, p. 723), mais en la terminant il indique qu'il l'emprunte à M. Donatus (Gurlt. Handbuch der Lehre von den Knochenbrüken, 1860, t. I, p. 179).

(1) Daniel Turner, The art of surgery. Londres, 1736, t. II, p. 134.

(2) Traité des maladies des os, par feu M. Petit, nouvelle édition par M. Louis. Paris, 1784, t. II, p. 11.

causes des fractures; Benjamin Bell (*loc. cit.*) insiste davantage, ainsi que nous l'avons vu.

Une des observations les plus anciennes est incontestablement celle de Leber (de Vienne). On la trouve dans Swediaur (1). Cette observation trouvera sa place ailleurs. Elle a été contestée par quelques auteurs, pour lesquels la syphilis n'est pas absolument démontrée ; elle nous semble cependant assez caractéristique.

En 1789, Manne (2) se borne à signaler le vice vérolique parmi les causes prédisposantes des fractures ; en 1804 (3), il écrit à Sédillot, à propos de fractures par causes musculaires : « Les exemples de fractures chez les personnes at-« teintes d'un vice vérolique sont si multipliés, que je « trouve peu intéressant de vous dire que j'ai vu une « femme attaquée de carie aux os du crâne, que je soup-« çonnais être produite par un vice syphilitique, se casser « les os de l'avant-bras droit, en voulant se lever de des-« sus son pot de chambre. » Cette lettre fut écrite à propos d'une discussion qui eut lieu, au commencement de ce siècle, à la Société de médecine de Paris, sur les fractures par cause musculaire. Aussi, le *Journal général de médecine* (4), *recueil périodique des travaux de la Société de*

(1) Swediaur. Traité des maladies syphilitiques, 5e édit., an XIII, t. II, p. 102.

(2) Manne. Traité élémentaire des maladies des os. Toulon, 1789, p. 97.

(3) Jour. gén. de méd., etc., t. XXIII, p. 265, an XIII.

(4) Journ. gén. de méd., de chir. et de pharmacie française et étrangère, ou recueil périodique des travaux de la Soc. de méd. de Paris. Collection de plus de 100 volumes, que nous avons pu consulter grâce à l'obligeance d'un de nos collègues. A la bibliothèque de la Faculté de Paris, on semble n'avoir que de vagues notions sur cette publication, car, lorsque j'ai demandé le t. XXXI, on m'a répondu que la série ne se composait que de 15 volumes. La difficulté de

médecine de Paris, contient à cette époque plusieurs faits qui nous intéressent.

En 1804, Double (1), à propos de ces fractures, parle des causes internes, parmi lesquelles il insiste sur la vérole.

En 1806, Roux (2) n'admet guère les fractures musculaires, sauf pour les os rendus « d'une fragilité extraordinaire par l'effet de la diathèse cancéreuse, de la syphilis constitutionnelle, du scorbut à sa dernière période. »

Puis, en 1807, Nicod (3) soutient sa thèse intitulée : « Essai sur la fragilité des os et sur la contraction musculaire considérée comme cause de fractures ». Après avoir (p. 6) montré les lésions fréquentes des os produites par la syphilis, il admet que cela peut rendre les fractures faciles ; « mais, dit-il, la seule observation est celle de Leber, rapportée par Swediaur, et des observations de ce genre auraient besoin d'être mieux circonstanciées pour être concluantes. » Je crois qu'il exagère un peu la méfiance à l'égard de la syphilis. Quoi qu'il en soit, un rédacteur anonyme du *Journal général* (4) (dans lequel, je le répète, cette question était à l'ordre du jour) analysa cette thèse et en reproduisit deux observations, dont celle de Leber (5). Si maintenant on ouvre la thèse de Puel (6), le travail

se procurer ce recueil explique l'erreur bibliographique monstrueuse, reproduite partout depuis je ne sais qui, consistant, comme on le verra plus loin, à attribuer à Nicod, comme observation personnelle, le fait de Leber (ni Swediaur), tout simplement cité par Nicod, dans sa thèse.

(1) Journ. gén. de méd., etc., t. XXII, p. 394, an XIII.

(2) Journ. gén. de méd., etc., t. XXVII, p. 78, 1806.

(3) P.-L.-A. Nicod. Th. Paris, 1807.

(4) Journ. gén. de méd., etc., t. XXXI, p. 202, 1808.

(5) Ibid., p. 205.

(6) Puel. Essai sur les pseudarthroses consécutives aux fractures des membres et sur les moyens d'y remédier. Th. Paris, 1867, n° 6, p. 30.

de Bérenger Féraud, on voit signalée l'indication suivante : Nicod (Recueil périodique de la Société de médecine de Paris, t. XXXI, p. 205) : fracture de la jambe par cause musculaire chez un syphilitique; retard de consolidation; traitement mercuriel, guérison. C'est, on le voit, une erreur grossière. L'observation que rapporte Nicod dans sa thèse est celle de Leber qu'a relatée Swediaur. D'ailleurs, l'erreur n'est pas imputable, à l'origine, à Puel. Le passage que Bérard consacre à Nicod est assez ambigu pour qu'on ne puisse savoir s'il attribue ou non à Nicod l'observation en litige (1833).

La même année (1808), on trouve dans ce recueil une observation de Beauchêne fils. Sans doute, elle est passible d'objections; il en est de plus démonstratives. Mais je crois cependant que la syphilis peut être invoquée sans témérité, et je rapporte ici ce fait curieux :

OBSERVATION X.

Syphilis. Douleurs ostéocopes. Disjonction spontanée des deux premières pièces du sternum, par Beauchêne fils, prosecteur.

(In Journ. gén. de méd., de chir. et de pharm., 1808. t. XXXIII, p. 287).

M. C..., étudiant en médecine, âgé de 23 ans, d'un tempérament sanguin, d'une constitution délicate, est né de parents sains et n'a eu dans son enfance aucune maladie remarquable. A l'époque de la puberté, vers l'âge de 18 ans environ, ce jeune homme commença à fréquenter les femmes et s'y adonna avec excès. Au bout de six mois, il ressentit de violentes palpitations dans la région du cœur; il les éprouve toujours depuis, surtout lorsqu'il se livre à la course ou qu'il monte un escalier avec rapidité.

(1) Bérenger Feraud. Traité des fractures non consolidées ou pseudarthroses. Paris, 1871, Pièce justificative, 2e série, jambe, p. 590, obs. 151.

A 19 ans, il lui survint un petit ulcère à la base du gland; on en obtint la cicatrisation par l'application répétée du nitrate d'argent fondu. Cette guérison fut suivie d'engorgement aux aines, de douleurs nocturnes dans les extrémités abdominales et de douleurs presque continuelles vers la partie moyenne du sternum.

Dans l'espérance de se soulager, le malade appuyait fréquemment et avec force la paume de la main sur la partie douloureuse de cet os. Cette manœuvre imprudente fut suivie de la disjonction des deux premières pièces qui le composent; cependant, retenues par les côtes qui s'articulent avec elles et par les muscles qui s'y attachent, ces deux parties du sternum n'ont pu s'écarter beaucoup; mais elles se sont fléchies de manière à former en avant une saillie très prononcée.

On rencontre souvent des individus chez lesquels il existe une éminence plus ou moins considérable dans le même endroit; mais cette élévation n'est point accompagnée de mobilité, et c'est ce que l'on rencontre dans l'individu qui fait le sujet de cette observation.

Lorsque ce jeune homme fait exécuter au thorax des mouvements de rotation, de droite à gauche ou de gauche à droite, les deux premières pièces du sternum se meuvent l'une sur l'autre, et on entend alors, en prêtant une oreille attentive, une sorte de crépitation ou un bruit semblable à celui que rendent les coquilles d'œufs quand on les écrase : cette crépitation est toujours accompagnée d'une sensation douloureuse.

Dans le commencement de cette affection on a employé, sans succès, des topiques dans lesquels entraient le camphre et l'opium ; on a eu recours aussi aux saignées et aux vésicatoires, sans en retirer plus d'avantage. Plusieurs traitements antivénériens ont été administrés depuis, les douleurs ostéocopes ont disparu; mais la mobilité contre nature des deux premières pièces du sternum et la sensation douloureuse qui l'accompagne ont toujours subsisté.

On observe encore chez M. C... un phénomène pathologique assez singulier, c'est la desquamation de l'épiderme qui revêt la poitrine. En frottant légèrement la partie antérieure du thorax, on fait tomber des morceaux d'épiderme, qui ont jusqu'à 1 centimètre de longueur sur 1/2 centimètre de largeur ; les autres parties du corps n'offrent aucune trace d'une altération semblable.

Lorsque ce jeune homme reste douze ou quinze jours sans prendre de bains, toute la surface extérieure du thorax, la partie antérieure surtout, semble offrir une enveloppe écailleuse.

Leveillé (1) se borne à dire que la vérole prédispose aux fractures, et il s'appuie sur les deux observations de Bell. Boyer (2) se contente d'une rapide mention.

En 1820, une traduction publiée par le Journal complémentaire du Dictionnaire des sciences médicales (3) porte à notre connaissance une observation de Ph. de Walther, dont nous ferons usage plus tard. Nous en dirons autant du fait de Earle (4).

En 1820, plusieurs faits furent publiés par Roques, par Kuttinger (5). L'existence de la syphilis est contestable dans l'observation de Roques (col du fémur) ; elle semble mieux établie dans les deux cas de Kuttinger (humérus).

C'est peu de temps après (1823) que parut dans la Chirurgie clinique de Delpech une observation des plus remarquables, où l'on voit une syphilis grave, avec lésions osseuses profondes et accidents cérébraux, produire des fractures multiples, survenant pour des causes en apparence insignifiantes. D'ailleurs, Delpech donne de ces accidents une interprétation aujourd'hui inadmissible ; pour

(1) Leveillé. Nouvelle doctrine chirurgicale, 1812, t. II, p. 163.

(2) Boyer. Traité des maladies chirurgicales, 1814, t. III, p. 22. Et ne dit pas un mot de la syphilis dans l'étiologie des fractures dans : Leçons du citoyen Boyer sur les maladies des os, rédigées en un traité complet de ces maladies, par Anth. Richerand. Paris, an XI, 1803.

(3) Essai sur le fongus de la dure-mère, par Philippe de Walther. Journ. compl. du Dict. des sc. méd., t. VIII, 1820, p. 118.

(4) H. Earle. Cas de fractures à l'humérus non consolidées, traitées par le séton et la potasse caustique. Mémoire extrait des Transactions médico-chir. de Londres, vol. XII, et traduit par Ch. Th. Maunoir. In Mélanges de chir. étr. Genève et Paris, 1824, t. I, p. 384.

(5) Recueil de mémoires de médecine, de chirurgie et de pharmacie militaires, rédigé sous la surveillance du conseil de santé des armées, par Fournier Pescay, t. VIII, in-8. Paris, 1820. D'après analyse in Journ. gén. de méd. etc., 1821, t. LXXIV, p. 365. Fait de Roques, p. 372. Faits de Kuttinger, p. 375.

lui, en effet (1), la vérole est incapable de causer la carie. Quand celle-ci s'unit à la syphilis, ce n'est que fortuitement ; il y a superposition de deux affections sans lien causal les reliant l'une à l'autre. Mais, malgré Delpech, la fragilité des os dans le fait qui nous occupe est sous la dépendance du mal vénérien. Sans doute, le succès couronna le traitement tonique et reconstituant, alors que le traitement mercuriel était resté presque sans effet. C'est un sur lequel j'aurai à m'expliquer plus tard.

OBSERVATION XI.

Fractures spontanées multiples chez un syphilitique à la période tertiaire. Insuccès du traitement mercuriel. Plusieurs consolidations obtenues par le traitement tonique. Syphilis cérébrale. Mort.

(Delpech, loc. cit., p. 460).

M. J..., Silésien, d'une stature moyenne, mince et délicat, contracte en 1814 des chancres et deux bubons, traités sans beaucoup de soin. Mais plus tard, des ulcères de la gorge attirèrent l'attention; le malade fut soumis à plusieurs traitements successifs qui ne réussirent pas.

En 1816, l'état du malade était fort aggravé; des douleurs profondes, des périostoses annoncèrent les progrès de la syphilis. Soumis à deux reprises, à Berlin, aux frictions mercurielles prolongées, il en fut très affaibli.

Dans un effort très léger, il survint une fracture à la partie inférieure du bras droit; cette partie était le siège de douleurs vives et constantes depuis longtemps. On appliqua un appareil convenable, mais la fracture ne se réunit pas.

Après une foule de tentatives infructueuses, le malade fut envoyé à Montpellier, en 1818. Il était très affaibli ; il y avait un léger état fébrile, mais la poitrine résonnait bien dans tous ses points.

La fracture du bras droit n'était pas consolidée, elle était imparfaitement contenue dans un appareil de cuir. L'articulation du coude était

(1) Delpech. Chirurgie clinique de Montpellier, ou Observations et Réflexions tirées des travaux de chirurgie clinique de cette école, 1823, t. I, p. 454 et seq. in Considérations sur les maladies vénériennes.

raide; le bras, l'avant-bras et la main étaient émaciés et sans mouvement.

Le malade se plaignait d'une douleur au tiers inférieur de la cuisse gauche, dont le siège paraissait être l'os où le périoste. Il existait une souffrance semblable au niveau du calcanéum gauche, de la partie supérieure du tibia droit et à la base de l'omoplate gauche.

Tumeurs gommeuses nombreuses sur le crâne. Ulcération du voile du palais.

Après avoir été soumis à un régime réconfortant, on administra successivement au malade des pilules contenant l'oxyde d'or; puis on lui fit des frictions avec le muriate d'or. Mais tous les symptômes s'aggravaient et on administra le mercure gommeux et le sirop antiscorbutique.

Il en résulta une amélioration rapide. Le bras semblait se consolider, les mouvements devenaient plus obscurs dans la fracture.

Le malade ayant alors voulu exécuter quelques mouvements, il se fit une nouvelle fracture à l'humérus droit, deux pouces au dessous de la première, attenant l'articulation.

L'état général redevint très mauvais.

On eut recours aux préparations toniques et ferrugineuses qui remontèrent le malade encore une fois.

A ce moment on constata que la fracture supérieure était réunie, mais le cal était encore mobile. Il n'y avait aucune apparence de réunion dans l'inférieure. On enleva alors environ trois pouces de l'humérus entre la fracture supérieure et l'articulation du coude.

Cette opération, faite à diverses reprises, fit cesser totalement les symptômes généraux.

On put reprendre alors le traitement mercuriel et l'on donna des pilules contenant chacune un dixième de grain, trois matin et soir.

Les différentes manifestations disparurent assez rapidement.

A cette époque, il survint une douleur assez vive à la clavicule gauche, et dans un mouvement léger pour passer un gilet cet os fut fracturé à sa partie moyenne.

Plus tard, il se fit une nouvelle fracture de l'extrémité sternale de la clavicule gauche, alors que la première fracture était cicatrisée.

Depuis quelque temps on donnait les pilules d'assa fœtida, médicament vanté contre la carie, maladie sui generis du système osseux.

La deuxième fracture de la clavicule guérit rapidement. Celle de l'humérus se réunit par un cal fibreux, les autres tuméfactions osseuses avaient diminué.

En juin 1821, après un séjour à la mer, tous les symptômes morbifiques avaient disparu. Les deux bras étaient rendus à un usage presque naturel, on ne distinguait rien au fémur, les deux cals de la clavicule présentaient à peine un peu de nodosité.

En janvier 1882, après des douleurs de tête permanentes, il éprouva quelques attaques d'épilepsie et succomba deux mois plus tard.

Les observations que je viens de rapporter sont probantes. Sanson (1) en connaissait la majeure partie, et cependant il se demande quel est le coupable, le mercure ou la syphilis, et conclut que « ce serait difficile à décider dans l'état actuel de la science ». C'est également à cette opinion que se rallient Cloquet et Bérard (2). On trouve dans ces articles l'indication de faits dus à Job a Mec-k'ren (3), Reichel (4), Acrel (5). Je n'ai pu trouver ailleurs mention des deux premiers. Quant à celui d'Acrel, Gurlt le signale dans les termes suivants. Il date de 1777 :

OBSERVATION XII.

(Olof, Acrel. Chir. Vorf. u. s. w. Traduit du Suédois, par Murray. Gœttingue, 1777. 2e partie, p. 136, d'après Gurlt, p. 179).

Femme de 40 ans, qui depuis un an souffrait de douleurs nocturnes

(1) Sanson. Art. Fractures. Dict. de méd. et chirurg. prat., t. VIII, p. 369, 1832.

(2) Cloquet et Bérard. Art. Fractures, du Diction. en 30 vol., t. XIV, p. 402, 1836.

(3) Bérard et Cloquet (p. 406), indiquent Merklen. Obs. méd. Chir., p. 341. Mercklen n'a fait aucun ouvrage portant ce titre. Sanson, dit J.-A. Meecken. Il s'agit certainement de Job a Meeck'ren. Obs. méd. Chir. ex belgico in latinum transl. Blasio, 1852 (Amsterdam); l'ouvrage a paru en flamand, en 1868, traduit en allemand, en 1675 (Nuremberg).

(4) Reichel. Sanson ne donne aucune indication bibliographique. Peut-être est-ce une observation relatée dans G.-L. Reichel. (Dissertatio de epiphysium ab ossium diaphysi deduction, 1759. In Th. Dissert. etc., de Ed. Sandifort. Rotterdam 1768, t. I.) Là, en tout cas, p. 10, Reichel signale, comme cause, la syphilis, et renvoie à Astruc De morbis Venereis. Paris, 1740, t. I, p. 416.

(5) Olof Acrel. Chirurg. Vorfœlle u. s. w. aus dem Schwedischen übers. von Murray 2. Thle Gottingue, 1777. Thl. 2. S. 136, d'après Gurlt, loc. cit., p. 179. Inconnu à la Bibliothèque de la Faculté.

au milieu de l'avant-bras. Ce membre se cassa au siège même des douleurs, sans aucun traumatisme. On trouva en outre chez elle une lésion syphilitique des genoux. Par un traitement antisyphilitique, la fracture guérit en sept semaines. Quelques mois après, la femme revint pour des tophus à la cuisse gauche.

En 1837, Joh. Kugler rapporte une observation :

OBSERVATION XIII.

Joh. Kugler. Pracktische Abhaudl. Sämmlt. Knochenbr. an Mensch. Korper. Vienne, 1837, p. 9. D'après Gurlt, p. 181.

L'auteur a observé, en 1831, à la Clinique chirurgicale de Vienne, un ancien syphilitique, qui s'était fracturé l'humérus droit dans son lit, sans cause appréciable.

Si nous voulions continuer à passer en revue les cas où sous l'influence de la syphilis, la fragilité osseuse a été constatée, nous aurions à relater ici un nombre considérable d'observations qui trouveront mieux leur place ultérieurement. Aussi bien, pour démontrer la réalité de l'assertion par laquelle nous avons commencé ce chapitre, suffit-il des observations que nous venons de grouper en une sorte de revue historique.

Étant admis qu'un sujet syphilitique est, dans certains cas, prédisposé aux fractures, il me reste plusieurs points à étudier pour établir par quel procédé la syphilis arrive à causer les solutions de continuité des leviers osseux.

Quelques auteurs, pour expliquer la fragilité des os chez les syphilitiques, ont mis le mercure en cause. On a vu, dans ce qui précède, l'opinion de quelques auteurs anciens. « Mais, comme le dit Follin (1), il n'y a à cet égard que l'assertion générale des antimercurialistes, assertion dont j'ai fait bonne justice ailleurs, » (Arch. gén. de méd.;

(1) Follin. Traité élémentaire de pathologie externe, t. II, p. 746.

5e série, t. III, p. 466 (1). » Nous ne pouvons entrer ici dans cette discussion. Les antimercurialistes sont, du reste, devenus très rares aujourd'hui, et point n'est besoin de réfuter leurs doctrines.

La syphilis agit donc par elle-même comme cause prédisposante des fractures, mais comment? Est-ce en tant que maladie générale causant une sorte d'ostéomalacie mal déterminée? Est-ce en tant que produisant des lésions locales, qui affaiblissent individuellement un os au niveau du point où elles se manifestent? Enfin, quelle que soit celle de ces deux hypothèses que les faits vérifient, quelle est la période où la syphilis exerce une action nuisible sur le système osseux, et faut-il mettre sur le même plan la syphilis secondaire et la syphilis tertiaire?

La plupart des auteurs classiques se bornent à mentionner la syphilis comme cause prédisposante vague, la rangeant à côté du diabète, du scorbut, etc. : tels Nélaton (2), Follin (3), Gross (4), Vallette (5), Terrier (6), Guyon (7), Erichsen (8), Hornidge (9), Dusterhoff (10), Gurlt (11), etc.

(1) Cette indication, prise textuellement dans Follin, id., ibid., est fausse. La vraie est Arch. gén. de méd, 5e série, t. XVIII, p. 466.

(2) Elém. de pathol. chir., Paris, 1844, t. I, p. 638.

(3) Traité de pathol. ext., t. II, 746.

(4) A system of surgery, Philadelphia, t. I, p. 855.

(5) Dict. Jaccoud, t. XV, p. 433. Art. Fractures.

(6) Manuel de pathol. chir., t. I.

(7) Cours de Faculté, inédit, 1880.

(8) Science and art of Surgery. London, 1877, t. I, p. 390 et 353.

(9) System de Holmes. Pathol. gén. des fractures, par T.-K. Hornidge, revue par W.-H.-A. Jacobson. London, 1883, t. I, p. 403.

(10) Arch. de Langenbeck, Band XXII, Heft 4.

(11) Gurlt, Handbuch der Lehre von den Knochenbrüchen. 1 theil, p. 177. Franckfurt A. M., 1860.

Gurlt, cependant, lui consacre un chapitre assez étendu, dans lequel il rapporte 15 observations, dont nous avons cité quelques-unes sur sa foi. Il est vrai que, pour cet auteur, si l'on considère la fréquence de la syphilis et la rareté des fractures spontanées, la syphilis est rarement une cause prédisposante aux fractures. D'autre part, il se demande si le mercurialisme n'a pas sa part. Toutefois, malgré ces restrictions, Gurlt est un des rares écrivains qui spécifient bien l'influence de la syphilis tertiaire ; il pense à l'influence locale des lésions osseuses, mais regrette de manquer d'autopsies pour affirmer le fait. Ailleurs, enfin, dit-il, il peut y avoir atrophie générale du système osseux, et il cite à cet égard les observations de Delpech (obs. XI) et de Venot (obs. XXVIII). Nous verrons ultérieurement ce qu'il faut penser de ces faits.

Hamilton (1), lui aussi, spécifie « la syphilis à la période tertiaire ». En cela, il a incontestablement raison. Toutes les observations où l'âge de la syphilis est noté en font foi; dans toutes la vérole est arrivée à sa période tertiaire. Cela est aisé à comprendre. Dans quelques circonstances, la syphilis secondaire altère notablement la santé générale de l'individu, mais jamais elle ne lui imprime cette cachexie qui caractérise certaines syphilis invétérées. Si, d'autre part, on considère les lésions syphilitiques osseuses locales dans leurs rapports avec les fractures siégeant à leur niveau, on se rend compte immédiatement de la différence qu'il doit y avoir à ce point de vue entre les périostoses de la syphilis secondaire et les gommes osseuses de la syphilis tertiaire. Sans doute, la syphilis secondaire frappe le sys-

(1) Hamilton. Traité pratique des fractures et des luxations, trad. par Poinsot. Paris, 1884, p. 4.

tème osseux, mais sans y produire ces lésions profondes, destructives, telles que l'os affaibli se rompt au moindre effort.

L'influence de la syphilis est-elle générale ou locale ? L'opinion qui accuse les gommes des os n'est, certes, pas récente, et si nous avons vu Delpech se refuser à admettre une relation entre la carie et la vérole, nous avons cité par contre un passage d'un auteur plus ancien que lui, Daniel Turner, pour lequel la syphilis engendre des lésions osseuses destructives capables d'expliquer la fragilité des os dans l'observation de Marcellus Donatus. Mais il serait fastidieux de recommencer une revue historique à propos de cette discussion. Nous nous contenterons de citer quelques-uns des auteurs récents qui soutiennent l'influence exclusive des lésions locales de la syphilis osseuse. Parmi eux se trouvent Lancereaux (1), Hennequin (2). En Allemagne, Volkmann (3), auteur d'un article classique, admet que tout ce qu'on a écrit sur la carie et la nécrose syphilitique, sur la fragilité et l'atrophie des os chez les syphilitiques se rapporte à des cas d'ostéite gommeuse.

En somme, l'opinion qui tend à prédominer, c'est que la syphilis agit en déterminant en un point donné des lésions qui diminuent à ce niveau la résistance de l'os, et il est hors de doute que la majorité des faits confirme cette hypothèse.

L'existence de ces lésions au point fracturé est, en effet, souvent démontrée cliniquement, quand on a constaté en

(1) Lancereaux. Traité de la syphilis.

(2) Hennequin. Des fractures du fémur et de leur traitement par l'extension continue, 1877, p. 4.

(3) Volkmann. Handbuch von Pitha und Billroth. Art. sur les maladies des os. Bd. II. Abth II, 1865.

cet endroit soit la présence d'une exostose, soit des douleurs plus ou moins tenaces, plus ou moins invétérées.

Voici quelques observations où l'influence locale est d'une évidence indiscutable. La première a trait à un enfant chez lequel on pouvait aisément croire à de la syphilis héréditaire ; la lésion fut constatée à l'autopsie.

OBSERVATION XIV.

Sur un cas de fracture incomplète spontanée produite par la syphilis acquise en bas âge, par Celso Pallizani.

(In Giornale Italiano de Mal. Ven. Milano, 1879, XIV, 321-332. Analysée in Revue Hayem, 1882, t. XIX, p. 207).

La mère avait, selon toute probabilité, été infectée par son enfant revenue syphilitique de nourrice, alors qu'elle même était saine et qu'en tout cas la vérole de la mère était de date plus récente que celle de sa fille, puisque chez l'enfant on trouvait des syphilides végétantes et ulcéreuses circonscrites et sur elle une éruption aiguë généralisée maculo-papuleuse. La mère avait des périostoses résolutives précoces en grand nombre, la fille était atteinte d'une lésion osseuse circonscrite affectant le radius droit. La palpation montrait une tuméfaction considérable du tiers moyen de la diaphyse ; à ce niveau, l'os présentait une certaine flexibilité et la pression déterminait une douleur très vive.

L'enfant étant morte de broncho-pneumonie accidentelle quelque temps après, l'autopsie permit de vérifier l'état du radius.

Il était uniformément tuméfié dans sa moitié inférieure. Une fracture incomplète existait à l'union du tiers inférieur avec le tiers moyen. L'os était brisé dans les neuf dixièmes de son épaisseur, et les fragments maintenus engrenés par une lamelle osseuse de 2 millimètres et par le périoste épaissi comme un étui protecteur. En ouvrant le foyer de la fracture, on trouvait l'os en état de dégénérescence gélatiniforme (lésion de Parrot).

OBSERVATION XV.

Syphilis. Fracture par contraction musculaire. Gomme suppurée en ce point.

(Chassaignac. Traité des opérations, t. I, p. 669. D'après Delens. Arch. gén. méd., 1875. VIe série, t. XXV.)

Femme de 40 ans. Syphilitique. Fracture de la clavicule droite à l'union du tiers interne avec le tiers moyen. En cherchant à mouvoir le levier d'une pompe, craquement douloureux, quatre ans auparavant. Trois ans plus tard, douleur plus vive que la première; on reconnaît une fracture. Ostéite suppurante ; perforation des téguments. Fragment interne plus élevé faisant saillie sous la peau. Pas de crépitation. Résection des deux tiers internes de la clavicule ; désarticulation de l'extrémité sternale; conservation du périoste; reproduction de l'os. Guérison au bout de trois mois.

OBSERVATION XVI.

Fracture par cause musculaire au niveau d'une exostose de la clavicule, chez une syphilitique (d'après la rédaction de M. Delens).

Gosselin. Clin. chir. de l'hôpital de la Charité, t. I, p. 412, 1873. Delens. Des fractures du corps de la clavicule par action musculaire. Arch. gén. méd., 1875, 6e série, t. XXV, p. 262. Polaillon. Dict. encycl. des sc. méd. Art. Clavicule, 1re série, t. XVII, p. 678, 1875).

Amand P..., âgé de 40 ans, garçon limonadier, demeurant rue du Poirier, n° 13, est entré à l'hôpital de la Charité le 17 décembre 1868, et a été couché au n° 42 de la salle Sainte-Vierge (service du professeur Gosselin).

De constitution moyenne, cet individu a eu un chancre il y a dix ans et raconte que ce chancre a été suivi de roséole. Il a fait un traitement (probablement par la liqueur Van Swieten). Depuis cette époque, il n'a pas eu d'accidents. Cependant il porte sur le côté gauche, au niveau des fausses côtes, des cicatrices blanches arrondies, d'apparence suspecte, sur lesquelles il ne peut donner aucune explication.

Il y a dix mois environ, il a constaté à la partie moyenne de la clavicule droite une petite grosseur du volume d'un petit pois, indolore, et qui n'a pas augmenté de volume.

Cinq jours avant son entrée à l'hôpital, en voulant charger une tablette de marbre sur le dos d'un autre individu, il a senti dans l'épaule droite, au niveau de la clavicule, une douleur vive avec craquement.

La couleur s'est irradiée vers le cou, et depuis ce moment les mouvements du bras, quoique non abolis, ont été très gênés et le travail impossible.

On constate à la partie moyenne de la clavicule droite, au point où le malade signale l'existence de la petite tumeur qu'il avait remarquée, une tuméfaction volumineuse grosse comme une noix, fusiforme, faisan corps avec l'os, dure et médiocrement douloureuse à la pression.

L'axe de la clavicule n'est pas changé à ce niveau; mais dans certains mouvements on perçoit un peu de crépitation qui ne laisse pas de doutes sur l'existence d'une fracture de la partie moyenne de la clavicule, avec conservation du périoste et sans chevauchement des fragments.

Les mouvements d'élévation et d'abduction du bras sont difficiles et incomplets; cependant, le malade arrive à les exécuter à peu près. Immobilisation du membre à l'aide d'une grande écharpe.

On sera peut-être étonné, après la déclaration de M. Gosselin, au sujet de la syphilis comme cause de fractures, de voir cette observation provenir de son service. Mais M. Gosselin (*loc. cit.*, p. 359), en rapportant ce fait, dit que « le malade n'a pas eu la syphilis », et profite même de l'occasion pour affirmer sa doctrine. Or, M. Delens croit avoir acquis la preuve de l'existence ancienne de la syphilis, et les détails circonstanciés de l'observation, telle qu'il l'a rédigée, ne permettent guère le doute. D'autre part, qu'on lise ce que dit M. Polaillon (1), on se convaincra que le fait est certainement le même, et que M. Polaillon, lui aussi, avait trouvé la syphilis.

C'est encore au niveau d'une exostose qu'un traumatisme léger a produit une fracture dans l'observation suivante :

(1) Voici le texte de M. Polaillon : « Je me souviens d'avoir observé en 1869, un homme qui, dans un effort pour soulever un morceau de marbre d'un poids peu considérable, s'était rompu la clavicule. Avant l'accident, il n'avait ressenti aucune douleur dans l'os, mais il avait eu la syphilis, et depuis huit mois il portait une petite tumeur indolente dans l'endroit de la cassure. »

OBSERVATION XVII.

Fracture chez un syphilitique, au niveau d'une exostose du radius. Pseudarthrose.

(Debove. Soc. méd. des hôp., 25 avril 1884. Semaine méd., 1884, p. 185).

M. Debove présente des pièces anatomo-pathologiques provenant d'un de ses malades de Bicêtre.

Il s'agit d'un ancien garde de Paris qui avait eu, il y a plus de vingt ans, la syphilis : celle-ci s'était accompagnée de lésions diverses du côté du système osseux, en particulier au niveau du tibia et de l'extrémité inférieure du radius. Comme il était à cette époque sergent instructeur, il fut un jour obligé, malgré sa maladie, de faire faire l'exercice à ses hommes, et en démontrant le deuxième temps de la charge, qui consiste à laisser tomber sur la paume de la main le canon du fusil, il se fractura le radius au niveau de l'ostéite syphilitique dont cet os était le siège.

Malgré les soins qui lui furent donnés et les appareils qui furent posés immédiatement, cette fracture ne se consolida pas ; il se forma une pseudarthrose, que l'on peut voir sur les pièces recueillies à Bicêtre, vingt ans après l'accident que M. Debove vient de raconter.

M. Debove communique cet exemple de fracture, car il lui semble que, eu égard à la disproportion évidente qui existe entre la cause traumatique et l'effet produit, cette fracture peut être rangée parmi les fractures spontanées.

Ailleurs, les douleurs seules indiquent une lésion qu'aucune exostose ne révèle. Ainsi dans l'observation suivante :

OBSERVATION XVIII.

Syphilis mal traitée. Douleurs intenses au niveau d'une côte. Fracture par contraction musculaire.

(Marchand. Dict. encycl., art. Fractures, p. 13).

Fracture de la dixième côte gauche chez un homme de 35 ans, qui avait eu une syphilis quatre ans auparavant. Un traitement bien exact n'avait jamais été suivi par le malade, en raison de troubles dyspeptiques qui ne lui permettaient point de supporter les médicaments. Une contraction musculaire, provoquée par un accès de toux, détermina la fracture ; mais, au niveau de ce point même, le malade avait ressenti pendant plusieurs mois des douleurs névralgiformes intolérables qui avaient été attribuées à une névralgie intercostale. Il n'existait aucun gonflement de la région, rien enfin qui pût faire croire à une altération de l'os.

L'observation suivante est des plus remarquables. La syphilis s'est manifestée par des exostoses multiples. Et surtout la cause de la fracture, qui y est relatée, est une des plus minimes que l'on puisse imaginer : la moitié droite du corps étant placée plus en avant que la gauche, la clavicule gauche se fractura. En outre, malgré la gravité des lésions osseuses, l'iodure de potassium à haute dose donna un succès complet.

OBSERVATION XIX.

Syphilis invétérée. Lésions osseuses multiples. Fracture spontanée de la clavicule. Traitement par l'iodure de potassium. Guérison.

(A. Breda. Fractura spontanea della clavicula sinistra da sifilide. Giorna ital. della mall. Vener et della pelle. Anno XIX, 1884).

N... (Marie), 57 ans, domestique et lavandière, de bonne constitution. Mariée à l'âge de 19 ans à un cuisinier maladif qui mourut dix ans après, du choléra. Après le mariage, elle eut six fils, dont quatre moururent en bas âge; les deux derniers sont sains et robustes.

A son dire, elle n'avait jamais eu de maladies vénériennes.

Vers la fin de septembre 1882, il se développa une tuméfaction à la région sous-scapulaire droite, qui s'ouvrit spontanément. Elle retourna à l'hôpital, où elle fut soignée avec des topiques et des toniques pour une carie de la septième et huitième côte du côté droit, du 7 octobre 1882 au 11 du mois de janvier suivant, et elle n'en sortit qu'après avoir obtenu une guérison complète.

Durant son séjour à l'hôpital, il lui vint lentement et sans douleur une petite tumeur dans le tissu cellulaire sous-cutané, au niveau du cartilage de la deuxième côte droite, contre lequel on pratiquait tous les deux ou trois jours des badigeonnages avec de la teinture d'iode. En même temps commencèrent à se faire sentir, pendant la nuit, des douleurs profondes à l'os frontal. Depuis, rentrée chez elle, ces douleurs devinrent plus graves et plus persistantes. Dans les premiers jours de mars elle devinrent continues avec aggravation pendant la nuit et avec un caractère très net de gravité. Quelquefois, dans le paroxysme de la douleur, elle se serrait la tête entre les mains. Se tenant le front avec les mains, elle accroissait les douleurs. Elle s'aperçut ensuite que la superficie du front n'était plus lisse. Elle n'eut plus ultérieurement de douleur à l'endroit des côtes déjà cariées, mais à la petite tumeur sous-cutanée et surtout aux clavicules.

Le 22 avril 1883, dans un mouvement forcé, cette femme, ayant la moitié droite du corps placée plus en avant que la gauche, sentit une douleur vers la clavicule gauche et une abolition des mouvements dans le membre correspondant. Une fille de service accourue à son cri, en appliquant la main sur la partie douloureuse, trouva que l'os dans sa partie moyenne était plus gros que normalement.

Elle entrait peu après à l'hôpital de Padoue. Le professeur Breda vit la malade et à peine eut-il constaté l'état de l'os frontal, qu'il la déclara atteinte de syphilis.

Voici dans quelles conditions elle se trouvait :

Elle se plaignait de douleurs au front qui l'empêchaient de dormir pendant la nuit. La clavicule gauche était seule douloureuse dans les mouvements de l'épaule; sur la bosse frontale gauche on voyait une tuméfaction osseuse, arrondie, régulièrement convexe, large comme une pièce de 2 francs, peu douloureuse à la pression, lisse, couverte d'une peau rosée. Sur le cuir chevelu, un peu en avant des pariétaux, on observait environ une vingtaine d'altérations analogues, rondes, polycycliques, peu douloureuses à la pression, couvertes d'une peau normale, grosses comme une graine de chènevis ou une petite fève. Au niveau du deuxième cartilage costal et de la peau, on sentait un corps dur, indolent, gros comme une noisette, plongée en plein tissu cellulaire sous-cutané, dans lequel il se mouvait facilement dans toutes les directions, sans douleur.

La peau de la région claviculaire permettait de vérifier par la vue et mieux par le toucher que la moitié interne de la clavicule droite était plus grosse, ainsi que l'articulation sterno-claviculaire du même côté que l'on trouva tuméfiée et sans douleur. La clavicule gauche présentait une tuméfaction grosse comme une noix volumineuse, lisse et indolente.

Pendant que cette malade resta à l'hôpital, elle prit chaque jour une décoction de china avec de l'iodure de potassium. Ce dernier médicament, de 2 grammes fut porté enfin à 5 grammes, dose avec laquelle il fut continué du 16 mai au 3 juin, époque à laquelle fut suspendu l'iodure, et on lui appliqua un bandage en 8 de chiffre qui lui maintenait l'épaule immobile.

Au 3 juin, la clavicule droite et le crâne étaient devenus normaux.

Dans les derniers jours de juin, la femme reprit ses occupations et se mit de nouveau à faire des lessives et à porter des poids considérables sans aucune douleur ni aucun dommage.

L'auteur, après avoir analysé les signes anamnestiques et tous les symptômes présentés par sa malade, et y joignant le critérium thérapeutique, très éloquent dans ces circonstances, a émis l'opinion qu'il s'agissait d'une fracture spontanée de la clavicule gauche, occasionnée par une ostéite et une ostéomyélite gommeuses.

OBSERVATION XX (résumée).

Cas de syphilomes multiples. Fracture spontanée de la clavicule et d'une côte, etc. Consolidation rapide à la suite du traitement, par Dreschfeld.

(In Medical times and Gazette, 1881, t. II, p. 283).

Pierre M... entre le 12 février 1881. Le malade servit dans l'armée pendant dix ans, puis travailla aux champs. Seize ans auparavant, il avait contracté la syphilis, mais n'avait eu comme manifestation que du mal de gorge. Depuis deux ans environ, il était sujet à des douleurs dans les membres. *Il y a six mois, une tumeur apparut à la clavicule droite,* des douleurs dans le côté gauche du cou et une gêne dans les mouvements du membre supérieur gauche. Il y a six à sept semaines, une nouvelle tumeur parut à la région scapulaire gauche, puis une autre sur le côté droit de la tête.

État actuel. — Malade émacié. Au devant des genoux, un certain nombre de taches cuivrées. Sur le cuir chevelu, à deux pouces de l'oreille droite, tumeur molle, fluctuante, autour de laquelle on trouve un bourrelet osseux. Au niveau de la clavicule droite, à environ un demi-pouce de l'articulation sterno-claviculaire, on trouve une tuméfaction du volume d'une orange. Au palper, on constate à ce niveau une crépitation semblable à celle des fractures et l'on peut y sentir de petites aiguilles osseuses. On reconnaît nettement l'existence d'une fracture en imprimant des mouvements au bras. Il n'y a aucune douleur au niveau de la fracture et le malade ne se rappelle pas y avoir eu le moindre traumatisme. A la partie postérieure gauche du thorax on trouve de l'emphysème sous-cutané et une fracture de la neuvième côte. Quelques autres lésions spécifiques disséminées, ainsi qu'une augmentation de volume du foie.

Le malade fut mis au traitement mixte (frictions mercurielles et iodure de potassium à l'intérieur).

8 mars. La clavicule ayant acquis une apparence normale, les extrémités fracturées furent mises au contact.

3 mai. On revoyait le malade, dont l'état général s'était amélioré et dont les fractures s'étaient consolidées.

La lésion locale est encore des plus admissibles dans le fait suivant, où il est dit que le malade prenait du mercure pour des nodosités du côté opposé.

OBSERVATION XXI.

(S. Cooper. Pathol. chir., p. 297).

Il y a, au museum du Collège de l'université, un fémur appartenant à un individu qui se brisa cet os en se retournant simplement dans son lit; cet accident lui arriva pendant qu'il prenait du mercure pour des nodosités développées sur le fémur opposé.

L'influence des lésions locales de la syphilis est donc certaine. Mais l'influence de la syphilis, en tant que diathèse sur la fragilité du système osseux envisagé dans son ensemble, est plus contestable. Cependant, on trouve quelques observations qui tendent à la faire admettre.

Patey (1), dans une thèse récente, étudie la syphilis comme cause des fractures spontanées, et il rapporte une observation recueillie par Chuquet, dans le service de M. Fournier. Il est disposé à croire que, dans ces cas, la syphilis a agi en tant que diathèse; il constate bien ultérieurement l'existence d'une exostose de l'omoplate, mais il pense, d'après les idées de M. Verneuil, que le traumatisme a peut-être réveillé la diathèse. Je reproduis ce fait *in extenso*, et l'on me permettra peut-être de trouver que Patey exagère un peu la doctrine de M. Verneuil. Comme autre argument, il dit que la consolidation, qui est lente et

(1) Patey. Etude d'ensemble sur les fractures spontanées, considérées spécialement au point de vue de leurs causes, de leur pronostic et de leur traitement. Th. Paris, 1878, nº 317.

quelquefois impossible sans le secours du traitement spécifique, eut lieu dans ce cas en un mois environ. Si ce fait était exact, il aurait une grande valeur, et il y a quelques exemples réels de la chose. Mais ici la femme a pris 5 grammes par jour d'iodure de potassium, et l'on doit accorder de l'importance à cette thérapeutique.

OBSERVATION XXII.

Fracture spontanée de la clavicule chez un syphilitique; difficulté du diagnostic Traitement par l'iodure. Guérison rapide.

(Obs. recueillie par Chuquet, interne des hôpitaux. In Patey. Th. Paris, 1878, n° 317, p. 68).

F... (Françoise), couturière, entrée le 11 août 1877, salle Saint-Thomas, n° 34, service de M. le Dr Fournier, à l'hôpital Saint-Louis.

Cette femme a contracté la syphilis il y a vingt ans et, depuis cette époque, elle est entrée plusieurs fois dans les différents services hospitaliers, et en particulier dans le service de M. le Dr Fournier, avec des manifestations syphilitiques de diverses formes. C'est ainsi qu'elle a présenté en particulier une tumeur blanche syphilitique du genou, affection aujourd'hui très améliorée. Elle offre aussi des exostoses à la partie inférieure de l'humérus gauche et à la partie médiane du radius droit.

Le 28 janvier. La malade nous appelle pour un accident qui lui est survenu inopinément. Au moment où elle tirait la couverture sur elle, elle perçut un craquement dans l'épaule droite et une légère douleur au milieu de la clavicule. En y portant la main, elle constate la présence d'une saillie anormale qu'elle nous fait remarquer et qui l'inquiète surtout à cause de la difformité qu'elle détermine, non à cause des troubles fonctionnels qui en résultent, car la malade peut encore lever le bras et le mettre sur la tête.

Voici ce que l'on constate : pas d'ecchymose, saillie considérable d'une extrémité osseuse qui paraît être l'extrémité interne de la clavicule. La réduction est impossible. On ne perçoit pas d'exostose sur la clavicule ni sur le sternum. On ne sent derrière la clavicule aucune tumeur qui pourrait expliquer une luxation spontanée de l'os.

De l'autre côté, la clavicule est légèrement mobile sur le sternum et sur la première côte, à cause de la laxité des ligaments,

Au premier abord le diagnostic ne parût pas douteux, il s'agissait d'une luxation de l'extrémité interne de la clavicule, luxation spontanée produite par un mécanisme inconnu.

M. le Dr Duplay ne vit là qu'un cas de fracture spontanée situé tout à fait à l'extrémité interne de la clavicule.

La réduction étant impossible, le traitement consiste simplement en immobilisation du membre supérieur, repos au lit. Le traitement général, iodure de potassium (5 gr.), fut continué.

2 février. Pas d'ecchymose, le fragment est toujours très saillant et jouit d'une certaine solidité ; presque pas de douleur, un peu de gêne dans les mouvements du membre.

Le 7. Même état de la fracture, la malade se plaint d'une vive douleur à l'omoplate et nous constatons au niveau de l'angle inférieur une volumineuse exostose.

Le 15. Le fragment paraît plus volumineux, il s'y fait un dépôt plastique qui annonce un travail de consolidation.

Le 20. Il se forme un cal volumineux.

Le 25. La difformité est plus visible encore, on constate nettement une saillie angulaire à extrémité tournée en avant et en haut.

2 mars. La consolidation est complète, la malade peut remuer facilement le bras. L'extrémité du fragment est immobilisée dans la masse volumineuse du cal.

Les exostoses persistent, mais ne sont plus douloureuses. La malade demande à sortir.

On peut faire les mêmes réserves à propos du traitement, pour l'observation que nous allons relater maintenant, et qui est due à A. Robert. Pour ce chirurgien, la syphilis est capable, par les altérations qu'elle produit sur les os, d'amener des fractures spontanées. Mais aussi, dit-il, il peut y avoir une friabilité osseuse spéciale, indépendante de toute diathèse. Dans le fait qui nous occupe, il avait d'abord cru à l'influence de la vérole, quoique cette diathèse, bien traitée, fût assoupie depuis trente ans. Mais de ce que, plus tard, il a vu des fractures spontanées guéries rapidement chez des sujets non syphilitiques, il conclut que, chez son premier malade, la syphilis n'est pas en cause, et qu'on eût pu se dispenser du traitement spécifique. On peut répondre à ce dernier argument qu'on n'en sait rien, puisqu'on n'a pas essayé. En outre, l'assoupissement de la diathèse n'est peut-être pas si démontré que le dit Robert; si cet auteur qualifie de rhumatismes des douleurs dans la jambe dont le sujet était affecté, on peut tout aussi bien les dire d'origine syphilitique. Enfin, le résultat n'est déjà pas si brillant, puisque le malade est resté infirme.

OBSERVATION XXIII.

Syphilis. Fractures spontanées du fémur. Traitement par l'iodure de potassium. Consolidation, par A.-C. Robert.

(In Conférences de clinique chirurgicale, Paris- 1860, p. 498).

Au n° 1 de la salle Saint-Jean (Hôtel-Dieu), est couché un homme âgé de 50 ans, le nommé Louis D..., qui présente un exemple remarquable de fracture spontanée, suivie de consolidation.

Cet homme est commissionnaire à la Halle, c'est-à-dire que chaque jour il se livre à des travaux très rudes. Il est de petite taille, mais il a une constitution vigoureuse; il se nourrit bien, le logement qu'il habite n'est pas humide; enfin, dans ses antécédents on ne trouve qu'une maladie vénérienne qui remonte à vingt ans environ : il eut alors des chancres qui ne tardèrent pas à disparaître, et qui sont aujourd'hui représentés par des cicatrices parfaites. Depuis lors, il n'a jamais eu d'accidents secondaires, ni tertiaires, pas de syphilides, pas de plaques muqueuses, pas de douleurs ostéocopes. Il y a environ deux ans, D... commença à ressentir des douleurs erratiques dans les membres inférieurs; il consulta un médecin qui crut à l'existence d'un rhumatisme et le soumit en conséquence à un traitement consistant en bains sulfureux et douches; mais le malade n'en éprouva aucune amélioration.

Ces douleurs n'ont pas disparu et ont persisté pendant dix-huit mois, variant seulement d'intensité.

Enfin, le 15 mars 1858, cet homme descendait paisiblement l'escalier de sa maison pour se rendre à son travail, lorsque tout à coup il sentit un craquement dans la cuisse droite, il tomba et ne put se relever.

Que l'on remarque bien ce fait que la fracture du fémur a eu lieu avant la chute, et que c'est elle qui a déterminé la chute.

Le malade fut immédiatement transporté à l'hôpital Cochin, où

M. Gosselin lui appliqua un appareil de Scultet et prescrivit l'iodure de potassium. Au bout de deux mois de traitement, le 24 mai, la fracture était consolidée, le malade put quitter l'hôpital. On constatait alors l'état suivant : le fémur a été fracturé au-dessous des trochanters, le cal est volumineux, le membre est un peu atrophié; il y a un raccourcissement d'au moins 4 centimètres, le malade peut, quoique difficilement, marcher avec des béquilles.

Après avoir passé quelque temps à l'Asile de Vincennes, D... est retourné chez lui, où il a gardé le repos, espérant se rétablir bientôt; mais enfin, ne voyant aucune amélioration et ne pouvant, dans l'état où il est, songer à reprendre son travail, il se décide à entrer à l'Hôtel-Dieu.

Si j'appelle votre attention sur ce malade, ce n'est pas au point de vue du traitement, car je ne vois pas ce que l'on pourrait faire pour améliorer sa position, mais c'est parce qu'il présente un exemple curieux d'une fracture survenue spontanément et qui a pu se consolider.

De même encore, pour le fait de Gross, pour celui de Nœdopil. Dans ce dernier, pourtant, il n'est pas dit si l'iodure fut administré lors de la première fracture.

OBSERVATION XXIV.

Fracture de l'humérus chez un syphilitique. Iodure de potassium. Consolidation normale.

(Gross. A system of Surgery, t. I, p. 938, d'après Th. agrég. Berger, 1875, p. 102).

Un jeune homme syphilitique se fractura l'humérus à la partie moyenne, en lançant un morceau de bois à quelqu'un. La santé était faible au moment de l'accident, mais sous l'influence des toniques et de l'iodure de potassium la consolidation se fit dans le temps ordinaire.

OBSERVATION XXV.

Fracture spontanée symétrique des deux cuisses chez un syphilique tertiaire Iodure de potassium. Guérison normale.

(Nœdopil. Wien. med. Wochensch, XXVIII, 1878).

Homme de 32 ans, employé, a eu dix ans avant un chancre induré ; deux ans après, une éruption syphilitique sur le front. Toujours bien portant depuis. Jamais de traitement antisyphilitique.

Depuis six à huit semaines, il ressentait des douleurs vagues d'arrachement dans la cuisse gauche. Il s'affaissa un jour en marchant sur un sol plat, et, en voulant se relever, il s'aperçut que le fémur gauche était fracturé un peu au-dessus de sa partie moyenne. Consolidation en dix semaines (appareil plâtré), 3 centimètres de raccourcissement.

Un an après, à la suite d'un léger faux pas en sortant du bain, fracture du fémur droit au-dessus de son milieu. Huit semaines auparavant il avait ressenti des douleurs violentes dans ce membre.

Guérison en dix semaines. Iodure de potassium. Cal volumineux. Des douleurs reparurent plus tard à son niveau ; elles cédèrent à l'administration de l'iodure.

En 1846, Venot (1) a cherché à démontrer que, par une influence générale, la syphilis produit une friabilité particulière du système osseux, et il rapporte, pour faire cette preuve, trois observations que voici :

OBSERVATION XXVI.

Fracture spontanée de la rotule chez un syphilitique tertiaire. Traitement spécifique. Consolidation en deux mois.

(Vénot, d'après Gaz. méd., Paris. Loc. cit.).

Pierre R..., âgé de 24 ans, avait déjà plusieurs fois commencé des traitements mercuriels pour des blennhorragies et des ulcérations. Entré le 16 octobre 1844, à l'hôpital des vénériens de Bordeaux, il offrait deux ulcérations, larges et grises sur les épaules, entourées jusqu'aux avant-bras de syphilides lenticulaires, et une exostose sur la crête du tibia gauche ; enfin une surface vive, comme érodée, siégeant sur la cloison du nez et la lèvre inférieure.

L'iodure de potassium, porté graduellement à 3 grammes par jour, avait rapidement amélioré l'aspect des ulcérations scapulaires, fait pâlir les syphilides et diminuer l'exostose, lorsque le 9 novembre de la même année, R..., en se redressant sur sa couche, sentit craquer fortement dans son genou droit. La douleur, nulle au moment de l'accident se manifesta dès qu'il voulut se tenir debout, ce qui lui fut impossible,

(1) J. Venot. Accidents tertiaires de la syphilis ; friabilité des os. Bordeaux, 1846. In-8 de 14 p. D'après analyse de Gaz. méd. Paris, 13 fév. 1847, 2e série, t. II, p. 120.

Le lendemain, on constata une fracture de la rotule avec écartement considérable des fragments.

On maintint cette solution de continuité réduite, tout en continuant, jusqu'au 15 décembre, l'iodure de potassium au maximum de 3 grammes par jour. L'on obtint ainsi la disparition totale des phénomènes syphilitiques, une consolidation très régulière de l'os et un état extrêmement satisfaisant des forces et de la santé générale.

OBSERVATION XXVII.

Fracture spontanée de la clavicule chez une syphilitique tertiaire. Traitement spécifique. Guérison.

(Venot. Loc. cit.).

Jeanne O..., âgée de 28 ans, entre le 15 janvier 1845 à l'hôpital, avec des symptômes tertiaires bien caractérisés, tels que syphilides suppurantes, ulcérations grises du voile du palais, pustules larges et humides, etc. On la soumit à l'emploi du traitement arabique rigoureusement observé, auquel on joignit quelques bains iodés.

Par cette médication le mal local s'amendait à vue d'œil, et une modification non moins générale s'opérait. Le 27 février, en voulant passer la manche gauche de sa robe, la malade fit un mouvement de semi-rotation, peut-être un peu trop brusque, avec le bras qu'elle voulait vêtir, et se cassa la clavicule correspondante.

On plaça le bandage approprié tout en continuant le traitement antisyphilitique. La guérison était complète le 24 mars.

OBSERVATION XXVIII.

Syphilis tertiaire. Fracture spontanée du fémur. Mort. Friabilité des os des membres.

(Vénot, loc. cit.).

Eugénie B... entra à l'hôpital le 19 janvier 1846. Agée de 27 ans, cette femme n'avait eu que deux chancres assez bénins, il y a quatre ou cinq ans; elle en fut traitée, mais irrégulièrement, elle ne prit à l'intérieur que de la tisane de salsepareille. Depuis lors elle eut d'abord chaque année, au printemps et à l'automne, une rhinite, plus tard une otorrhée. Peu à peu la carie envahit les os du nez; enfin une éruption pustuleuse générale se déclara, offrant tous les caractères de la syphilis. En même temps étaient survenus l'amaigrissement, la prostration physique et morale, une toux sèche, la fréquence presque fébrile du pouls. M. Fédiot prescrivit le sirop de protoiodure de fer, les infusions de quinquina, les bains gélatino-sulfureux, une alimentation analeptique, un peu de vin de Bordeaux. En huit jours, il y avait déjà un peu de mieux.

Le 3 février. Une infirmière, en déposant sur le lit de cette malade la boîte à pansements, l'appliqua juste, mais sans effort pourtant, sur sa cuisse droite et lui cassa le fémur, comme elle aurait brisé un tube de verre qui se serait trouvé sous les couvertures. La fracture siégeait vers le tiers supérieur ; elle fut peu douloureuse et mise de suite en appareil, ce qui n'occasionna aucune souffrance. Mais la malade, absorbée par la crainte de voir ses autres os se briser ainsi, tomba dans un état de stupeur qui augmenta la fièvre ; la diarrhée, la toux, l'expectoration, les sueurs nocturnes s'y joignirent ; enfin, quoiqu'on eût enlevé l'appareil, la mort eut lieu le 27 février.

Aucun travail de consolidation n'était commencé entre les deux fragments. Le système osseux fut trouvé ayant une faible cohésion.

La plus légère torsion des côtes suffirait à les briser.

La substance dite compacte des os des membres résistait si faiblement que le radius et le cubitus se cassèrent dans une traction exercée sur le bras droit pour soulever le cadavre.

Borel (1) combat la manière de voir de Venot ; pour lui la syphilis ne peut agir que par des lésions locales des os. En effet, la première des observations de Venot semble rentrer dans les faits classiques ; la deuxième, elle aussi, est contestable ; étant donnée la multiplicité des lésions syphilitiques apparentes, une gomme osseuse est bien probable ; mais la troisième, avec autopsie, est plus difficile à combattre. Et, quoiqu'on puisse croire *a priori*, la clinique, elle aussi, est capable d'amener à conclure que dans quelques cas Venot a raison. Ainsi dans l'observation suivante due à Breschet, les fractures spontanées facilement guéries sans traitement spécial, cessèrent de se produire lorsqu'on eut institué la médication spécifique. Le fait me semble sans

(1) Borel. Étiologie des fractures pathol. Th. Paris, 1879, n° 207, p. 17.

réplique, et c'est ce qui m'a fait admettre une opinion pour laquelle, au premier abord, j'avais de la répugnance.

OBSERVATION XXIX.

Fractures multiples, de cause musculaire, chez un syphilitique. Consolidation normale. Cessation de la fragilité des os par le traitement spécifique.

(Breschet. Art. Pseudarthrose du Dict. en 30 vol., t. XXVI, p. 223. Paris, 1842).

Je puis rapporter un cas très curieux de syphilis constitutionnelle chez un sujet adulte, qui rendait chaque jour avec son urine une grande abondance de sel calcaire et qui s'était fracturé dans son lit, par la seule force des contractions musculaires, plusieurs fois les cuisses et les bras. Des médecins de la capitale, et je citerai entre autres Dupuytren et le Dr Koreff, ne soupçonnèrent pas l'existence de la cause vénérienne. Je traitai ce malade par le rob de Laffecteur et je fis disparaître cette fragilité des os. Ce que je trouve de remarquable chez ce sujet, c'est que les membres fracturés, étant placés dans un appareil et maintenus immobiles, se consolidaient parfaitement bien.

Ce fait est le seul réellement incontestable, où il soit expressément noté que le traitement antisyphilitique a servi non pas à faire consolider les fractures, mais à faire cesser la fragilité du système osseux. Mais cela étant posé, il est d'autres faits que l'on peut interpréter ainsi : ce sont ceux où l'on obtient, sans traitement antisyphilitique, une consolidation rapide d'une fracture spontanée. Cela cadre mal avec l'hypothèse d'une lésion osseuse préalable. Sans doute, il y a quelques cas, dont nous parlerons plus tard, où malgré cela la réunion s'est bien faite. Mais ce sont des exceptions et d'autre part, il y a des observations où aucun changement de volume de l'os n'est noté, où aucune autre manifestation n'indique que l'individu soit sous l'influence

CHAPITRE III.

INFLUENCE DE LA SYPHILIS SUR LA CONSOLIDATION DES FRACTURES.

Si, en mettant à part les questions de doctrine, les chirurgiens sont à peu près d'accord pour accorder à la syphilis une part parmi les causes prédisposantes de fractures, il n'en est plus de même quand ils en arrivent à se demander ce que devient une fracture chez un syphilitique. Il en est un certain nombre qui nient résolument que la syphilis puisse retarder la consolidation.

Nous espérons pouvoir démontrer que cette influence nuisible est réelle.

Le fait qui semble le plus ancien est celui de Ravaton (1). « Il y a des médecins qui ont répandu dans le public que le vice vénérien rend les blessures sinon mortelles, du moins fort périlleuses. Je puis assurer, au contraire, que j'ai guéri dans les termes ordinaires, à des sujets vérolés, grand nombre de plaies d'arquebusade, d'épée, de sabre et même d'amputation. Il n'en est pas de même de la réunion des fractures des os. »

OBSERVATION XXX (*bis*).

J'ai soigné un officier de distinction qui avait les deux os de la jambe droite fracturés. Après avoir été traité pendant neuf mois par des chi-

(1) Pratique moderne de la chirurgie, par M. Ravaton, publiée et augmentée par M. Sue le jeune, t. IV, p. 466, Paris, 1776.

rurgiens de réputation, il passa entre mes mains. Comme je trouvai la jambe fort gonflée, les os déplacés et la fracture aussi saillante que le premier jour, je m'informai soigneusement de la conduite passée du blessé. Sur le rapport qu'il me fit de plusieurs chaudepisses qu'il avait eues, et d'une dartre à la tête qui paraissait et disparaissait alternativement; j'employai les frictions mercurielles après avoir mis les os en bonne situation, et je terminai la maladie en moins d'un mois.

On a vu précédemment (p. 31, Obs. XII) le fait d'Acrel (1777). Un des plus anciens est encore celui de Leber, rapporté par Swediaur.

OBSERVATION XXXI.

Syphilis tertiaire. Fracture de jambe, probablement de cause musculaire. Retard de consolidation. Guérison.

Swediaur. Traité des maladies syphilitiques, 5e édition, an XIII, t. II, p. 202.)

C'est une opinion reçue par plusieurs praticiens, que les os des personnes affectées de la vérole deviennent plus fragiles et que les malades, par conséquent, sont plus sujets au fractures; mais cette assertion a besoin d'être confirmée. Le professeur Leber, à Vienne, m'a communiqué, il y a plusieurs années, une observation curieuse et intéressante, qui mérite une place ici.

Un homme, en apparence d'une bonne santé, se promène dans sa chambre; il fait un faux pas, tombe et se casse la jambe. Un chirurgien habile réduisit la fracture et y appliqua un bandage convenable. Après que le malade eut passé six semaines au lit, on observa que la fracture n'était pas consolidée, c'est-à-dire qu'il ne s'était pas formé ce qu'on appelle le calus, et comme l'os paraissait être dans le même état encore trois semaines après, on soupçonna que la vérole, dont le malade avait été précédemment affecté, pourrait bien en être la cause : on résolut de lui faire subir un traitement mercuriel pendant lequel le calus se consolida, et la fracture fût complètement guérie.

Quelques faits de cette espèce, bien constatés, nous éclaireraient infiniment sur la nature et les effets du virus syphilitique. Ceux de mes lecteurs qui voudront prendre plus de connaissance des effets de ce virus sur les os dans les différentes parties du corps, liront avec satisfaction l'ouvrage du Dr Bonn, qui a pour titre : *Descriptio thesauri ossium morbosorum*. Haviani, in-4.

Mais si Swediaur est un des premier à avoir signalé un fait concluant, déjà l'opinion qu'il soutient se trouve exprimée par J.-L. Petit (1), d'après lequel « les fractures qui n'ont que des causes extérieures sont moins dangereuses que celles qui sont compliquées de quelques-uns de ces vices intérieurs capables de rendre les os plus fragiles. » Quel que soit ce vice, scorbutique vénérien,... le suc osseux loin d'avoir les conditions requises pour s'endurcir et former le cal, détruira plutôt la substance de l'os même et y causera carie. » De même encore B. Bell (2) déclare que la syphilis « s'oppose particulièrement à la réunion des parties fracturées » ; il est cependant parfois rangé au nombre des adversaires de cette doctrine ; c'est ce que fait par exemple Durand (3) dans sa thèse, où cependant il pense que la vérole agit certainement dans bien des cas sur la consolidation des fractures.

Puis vint, en 1811, une observation de Beulac, remise récemment en lumière par M. L.-H. Petit : une fracture de jambe chez un syphilitique, reste 40 jours sans se consolider ; on administre le traitement mercuriel et la consolidation se fait.

(1) L. Petit. Traité des maladies des os par feu M. Petit. Nouvelle édition par M. Louis. Paris, 1784, t. II, p. 28.

(2) Benj. Bell. Loc. cit., t. VI, p. 8.

(3) Durand. Causes et traitement des pseudarthroses. Th. Paris, 1870, n° 23, p. 10.

OBSERVATION XXXII.

Retard de consolidation d'une fracture de la jambe. Syphilis ancienne. Traitement mercuriel. Guérison, par Beulac.

(In Union médicale, 24 juin 1884, 3e série, t. XXXVIII, p. 1106. Documents publiés par L.-H. Petit. Volume relié en parchemin portant sur la couverture le titre : Registre de la Société de médecine de Marseille, de 1808 à 1813 (le volume est entièrement manuscrit). Séance du 13 août 1811.)

M. Beulac lit une observation relative à la fracture des deux os de la jambe gauche par cause externe.

Le sujet de cette observation est un huissier de Béziers, âgé d'environ 28 ans. Notre confrère ayant été appelé quarante jours après que cette fracture avait eu lieu, et, voyant que la nature n'avait rien fait encore pour la formation du cal et que les pièces fracturées offraient comme le premier jour de l'accident un bruit de crépitation, crut reconnaître la cause qui s'opposait à cette formation dans un vice syphilitique. Le malade ayant avoué qu'il avait eu deux chancres vénériens six ans auparavant, auxquels avait succédé, après un pansement simple, un bubon à l'aine droite, lequel disparut par l'application d'un emplâtre fondant, Beulac examina les diverses parties du corps et découvrit des pustules vénériennes bien caractérisées dans la région dorsale et principalement dans le cuir chevelu. Le malade fut mis à l'usage de la liqueur (de nom illisible) pendant près d'un mois, sans qu'il en retirât aucun avantage. La liqueur de Van Swieten ayant été substituée à la première, on s'aperçut au bout de quinze jours de l'efficacité de ce remède, qui fut continué pendant quarante jours époque à laquelle le cal fut complet. Le malade n'a pu néanmoins se servir de sa jambe que cinq mois après sa chute.

Notre collègue pense que si les praticiens ont obtenu la formation du cal chez des malades atteints de la syphilis, le vice devait être local chez eux et non constitutionnel.

Cette observation donne occasion à plusieurs membres de faire des réflexions sur la formation du cal dans différents états morbides.

Malgré ces observations, dont il ne mentionne du reste pas la première, Lagneau (1) affirme avoir vu un grand

(1) Lagneau. Exposé des symptômes de la maladie vénérienne, 1818. De la syphilis compliquée, p. 525.

nombre de fractures qui ont été consolidées très promptement, malgré l'existence de la vérole constitutionnelle. » Cependant il conseille de ne pas suspendre le traitement antivénérien quand une fracture survient pendant qu'un sujet y est soumis.

C'est sur les deux opinions inverses, celle de Swediaur et celle de Lagneau que s'étayèrent pendant longtemps les discussions. Il y a bien un fait observé en 1828 par Condie, mais il n'a été publié qu'en 1842, par Norris. Sanson (1) se range dans le parti de Swediaur et rapporte deux faits favorables à cette doctrine.

OBSERVATIONS XXXIII et XXXIII *bis*.

Fractures chez des syphilitiques. Pseudarthrose. Traitement spécifique. Guérison.

(Sanson. Art. Articulation anormale du Dict. de méd. et chir. prat., t. II, p. 492, 1829.)

J'ai eu deux fois l'occasion d'observer l'influence évidente de la syphilis. Dans l'un des cas, il s'agissait d'une fracture de jambe qui n'était point consolidée après huit mois de l'emploi des moyens ordinaires; dans l'autre, c'était une fracture de l'humérus, dont les fragments, transformés par le gonflement en deux cônes qui se correspondaient par leur base, n'étaient réunis, après dix-huit mois, que par un cal mou et flexible. Dans ces deux cas, il y avait des preuves non équivoques d'affection syphilitique concomitante; deux mois de traitement approprié ont suffi pour assurer la consolidation.

Bérard (2) se borne à mettre les opinions en présence sans prendre parti dans le débat; puis, dans un article fait en commun avec Cloquet (3) et où la syphilis est

(1) Sanson. Dict. de méd. et chir. prat., t. III. p. 492. Art. Articulation anormale, 1829.

(2) Bérard. Des causes qui retardent ou empêchent la consolidation des fractures et des moyens de l'obtenir. Th. de concours, 1883, p. 11. Bérard semble bien croire que l'observation de Swediaur rapportée par Nicod est de Nicod.

(3) Cloquet et Bérard. Dict. en 30 vol., art. Fractures, t. XIII, p. 476, 1836.

admise comme cause de fracture, il écrit que l'action de la syphilis sur la consolidation est peu marquée.

Lombard (1) dans sa thèse nie l'influence de la syphilis sur le cal; il conteste le fait de Swediaur et aux faits de Lagneau en ajoute un de Desruelles (du Val-de-Grâce) sur un soldat ayant à la fois un bubon dans l'aine, des chancres à la verge et une uréthrite, et un autre d'Alquié (en 1829) sur un soldat espagnol qui guérit parfaitement d'une fracture comminutive de la jambe gauche, quoique porteur de plusieurs chancres et d'un bubon contre lequel aucun traitement mercuriel ne fut dirigé. Peut-être trouvera-t-on que la syphilis est plus nettement indiquée dans l'observation de Swediaur : il ne suffit pas d'avoir un bubon dans l'aine et des chancres à la verge pour avoir la vérole. Fleury (2) pense que c'est « chez les individus dont la constitution est altérée par des maladies scrofuleuses ou vénériennes que l'on voit le plus souvent des fausses articulations. » Par contre Oppenheim (3) a observé de nombreux syphilitiques chez lequel la consolidation se fit bien et il est prêt à écarter tout soupçon de syphilis dans les cas de retard de consolidation. Pour Bleu (4) les causes générales, parmi lesquelles la syphilis, ont été multipliées pour mettre à l'abri la responsabilité du chirurgien; la syphilis n'empêche pas la consolidation

(1) Lombard. Considérations sur les causes qui peuvent empêcher ou retarder la consolidation des fractures. Th. Paris, 1834, n° 277, p. 12.

(2) Fleury. Quelques considérations sur les causes qui peuvent retarder ou empêcher la consolidation des fractures. Arch. gén. de méd., 1837, 2e série, t. XIV, p. 440.

(3) Oppenheim. Sur les pseudarthroses. Zeitschrift für die gesammte medicin, mai 1837 (d'après Norris).

(4) Bleu. Quelques réflexions sur les causes et le traitement des fractures non consolidées. Th. Paris, 1848.

(p. 32). Pour Marlier (1) les faits de Sanson, de Thomson (Gaz. hop., 1842) sont exacts, mais «ne sont que des exceptions auxquelles on peut opposer les nombreux exemples de consolidation observés par M. Lagneau dans des cas analogues. » Voici le fait de Thomson tel que le rapporte Marlier. Ce résumé, insuffisant à bien des points de vue, démontre cependant bien l'influence de la syphilis.

OBSERVATION XXXIV (résumée).

(Thomson. Gaz. hôp., 1842, p. 79, d'après Marlier, th. Paris, 1851, n° 166.)

Fracture de cuisse. Au bout de trois semaines aucun travail de consolidation; cela fut attribué à une syphilis mal traitée, datant de sept ans. Traitement par des pilules de quinquina associées à des substances altérantes. Guérison.

A. Roy (2) soutient la même opinion que Marlier. C'est d'ailleurs celle de Malgaigne (3) qui à cette époque faisait loi dans l'étude des fractures; celle de Vidal (4) pour qui la syphilis entrave rarement la formation du cal mais qui conseille cependant (p. 253), chez les syphilitiques, de traiter la diathèse en même temps que la fracture.

Ainsi, un nombre considérable d'auteurs pensent que s'il est exagéré de nier absolument les retards apportés par la syphilis à la consolidation de fractures, certains chirurgiens ont été trop affirmatifs sur ce point. Bérenger Féraud (5), qui ne sait trop comment sortir de cette impasse «où la contradiction entre des hommes également

(1) Marlier. Des causes qui retardent ou empêchent la formation du cal. Th. Paris, 1851, n° 166, p. 9.

(2) A. Roy. Des pseudarthroses, suite de fractures non consolidées et de leur traitement. Th. Paris, 1856, n° 176, p. 6.

(3) Malgaigne. Loc. cit., p. 143.

(4) Vidal (de Cassis). Traité de path. ext., t. II, p. 212. Paris, 1846.

(5) Bérenger Féraud. Loc. cit., p. 98 et 99.

autorisés nous a jetés, pose nettement les éléments de la discussion.

1° *La syphilis a-t-elle une action directe et immédiate sur la non-consolidation des fractures?* Et il n'hésite pas à répondre que non tant que la syphilis est à l'état de simplicité relative, c'est-à-dire qu'elle est à la période des accidents primitif et secondaires, en d'autres termes, tant qu'elle n'a pas soit débilité profondément le sujet, soit engendré des altérations osseuses. »

2° *Par quel mécanisme la syphilis produit-elle ou favorise-t-elle la pseudarthrose?* Quoique les fait soient encore incomplets, Bérenger Féraud admet, par raisonnement, les deux mécanismes suivants : A. la débilité générale du sujet, B. une lésion locale produite dans le foyer de la fracture par la syphilis alors à sa période tertiaire. C'est une distinction importante, car dans le premier cas on pourra avoir un succès rapide par traitement tonique, dans le second cas, au contraire, on est en présence d'une pseudarthrose ostéophytique.

3° *Quelle influence peut avoir le traitement mercuriel dans un cas de non-consolidation entretenue ou occasionnée par la syphilis?* — Et là si Bérenger Féraud croit le mercure capable à lui seul de donner un succès lorsque l'état général est en cause, il conseille de lui adjoindre des moyens locaux lorsqu'il y a pseudarthrose ostéophytique

4° *Le traitement mercuriel institué contre la syphilis peut-il avoir une fâcheuse influence sur le cal en voie de formation ou formé déjà ?* Pour Bérenger Féraud, le traitement mercuriel bien dirigé est innocent des méfaits dont on le charge.

Et même on doit traiter la vérole « chez un sujet actuellement en traitement pour une fracture. »

La question est ainsi parfaitement posée dans ses grandes lignes. Bérenger Féraud comprend nettement comment on peut la diviser, comme dès 1839 R. Delacroix (1) semble l'entrevoir. Mais on n'a guère encore suivi son exemple, et par exemple Valette (2), pour qui on ne se méfie peut-être pas assez de la syphilis dans l'établissement des pseudarthroses, ne reconnaît aucune de ces différences, qui vont maintenant nous servir de point de départ. Cependant, dès 1860, Gurlt avait compris qu'il faut faire des distinctions suivant la période où la vérole en est arrivée; et il écrit (p. 602): « Si nous considérons l'ensemble des observations pour et contre l'influence exercée par la syphilis sur la production des pseudarthroses, nous sommes conduits à la conclusion que dans quelques cas elle a bien quelque influence, mais qu'en règle générale et surtout quand la syphilis est à la période secondaire elle n'a aucune influence sur la guérison. »

D'abord, il y a des faits incontestables, et très nombreux, où la marche d'une fracture n'est en rien influencée par l'existence d'une diathèse syphilitique. Et pourquoi la syphilis a sa période primitive ou secondaire irait-elle détourner de leur accomplissement naturel les phénomènes de la formation du cal ? Un syphilitique secondaire est bien rarement cachectique, et d'autre part les lésions osseuses de la syphilis secondaire ne sont pas d'ordre destructif

(1) R. Delacroix. Des moyens que l'on doit préférer pour remédier à la non-consolidation des fractures. Th. Paris, 1839, n° 248.

(2) Vallette. Art. Fractures du Nouv. Dict. de méd. et chir prat., t. XV, p. 451, 1872.

comme celle de la prériode tertiaire. Aussi allons-nous pouvoir réunir ici de nombreuses observations.

Nous ne ferions pas grand fond sur des observations que nous trouvons rapportées dans la thèse de Puel avec le mépris de la bibliographie qui caractérise cet auteur. Il nous raconte bien (p. 31) que « Pauli, à Landau, a vu un sujet ayant des accidents secondaires, guérir d'une fracture de cuisse dans les délais ordinaires (1). La constitution du malade était ordinaire. » On ne peut même pas tirer de conclusions nettes au point de vue de la période où en était la syphilis dans les faits qu'il prête à Sigmund (p. 31). — Heureusement que Gurlt est plus précis et il analyse de plus près les faits de Sigmund (2). Ces faits, où la syphilis était à des périodes variées, sont destinés à une tout autre démonstration. Sigmund les donne en tant qu'observations prouvant que le traitement mercuriel n'entrave pas la consolidation des fractures traumatiques. C'est dire que nous les retrouverons quand nous en arriverons à l'étude de ce point de la question.

Le même Sigmund (1) nous dit avoir présenté à la Société de médecine de Vienne un cas de syphilis osseuse dans lequel il s'était produit une fracture de l'humérus au voisinage du col chirurgical. L'extrémité inférieure perfora les téguments. La guérison eut lieu aussi promptement que s'il n'y avait pas eu de syphilis. Le malade avait seulement été soumis aux frictions mercurielles. Il est per-

(1) Gurlt. Loc. cit., p. 601, donne par Pauli l'indication suivante : Schmidt's Jahrb., d. ges. med., Bd LXXII, p. 360.

(2) C. Sigmund. Zeitsch. d. k. k. gesellsch. der aerzte zu Wien. Neue Folge., jahrg III, 1860, p. 433. In Gurlt, p. 601.

(3) Sigmund. Syphilis, in Handb. der allg. und spec. chir. von Pitha und Billroth. rst. Bd Zweite abth. A. Absch. II, IX, 1870.

mis de penser, d'après ce traitement, que la syphilis en était à la période secondaire; d'autre part, vu l'issue d'un fragment au dehors, il s'agit évidemment d'une fracture traumatique. Et d'ailleurs, même si la syphilis secondaire exerçait une action notable sur la consolidation des fractures, on ne pouvait tirer aucune conclusion de ces faits où le traitement mercuriel n'a pas été un seul instant interrompu.

Mais voici des observations plus précises. La suivante, outre la rapidité de la consolidation, est intéressante en ce qu'on y voit un cal énorme se former. Il est admissible que la vérole soit en cause pour cela, et qu'elle ait exercé son action hyperostosante de la période secondaire au niveau du foyer de la fracture. On pourrait à la rigueur dire, en outre, qu'il y a eu dans ce cas une poussée de manifestations syphilitiques à distance.

OBSERVATION XXXV.

Syphilis secondaire. Fracture de jambe guérie dans les délais normaux.

Folinea. Trad. par Petit, Arch. gén. de méd., juillet 1881, 7e série, t. VI, p. 37.)

Genovese (Philomena), syphilitique, n'a eu que le chancre initial et la polyadénite consécutive. Pas d'accidents généraux.

Fracture traumatique de la jambe droite; immobilisation dans un appareil plâtré. Huit jours après, papules muqueuses vulvaires au nombre de six, qui restent stationnaires.

Rien à la bouche, à l'anus et sur le reste du corps. Par le traitement mercuriel, ces papules guérirent en 20 jours. Au 40e jour, on leva l'appareil; la fracture était consolidée *avec un cal énorme*. La malade resta encore quinze jours en observation, pendant lesquels survinrent des papules cutanées non confluentes qui cédèrent rapidement à une reprise du traitement mercuriel. Elle ne voulut pas rester plus longtemps à l'hôpital et sortit guérie de sa fracture.

L'auteur de cette observation ne s'étonne pas du résultat obtenu. Nous n'en dirons pas autant de notre collègue Wickham qui vient, avec le fait suivant, combattre l'opinion de « certains auteurs qui prétendent que le retard dans la consolidation des fractures est la règle, lorsque de telles lésion surviennent chez des syphilitiques en pleine période secondaire et que le chirurgien n'a pas la précaution d'avoir recours aux mercuriaux pendant la formation du cal. » Nous objecterons à cette manière de voir que, dans nos nombreuses recherches sur ce sujet, nous n'avons vu aucun auteur incriminer la période secondaire. Tout au contraire, presque toutes les observations concernent la période tertiaire — et d'autre part nous ferons remarquer que le traitement antisyphilitique n'a pas été si nul que Wickham semble le croire puisque le malade prenait de l'iodure de potassium.

OBSERVATION XXXVI.

Fracture de jambe chez un syphilitique en pleine évolution des accidents secondaires. Traitement spécifique. Consolidation rapide, par E. Wickham.

(In France médicale, 17 août 1882, t. II, p. 222.)

X..., âgé de 37 ans, entre le 20 avril 1882, dans le service du Dr Mauriac, à l'hôpital du Midi, pour une syphilide papulo-squameuse généralisée, dont le début remonterait à un mois et demi environ. La date exacte de l'apparition du chancre initial ne peut être notée, le malade n'ayant jamais constaté, au niveau de ses organes génitaux ou ailleurs, une ulcération quelconque.

Malgré cela, la nature de l'éruption est indéniable; l'exploration des aines et de la nuque révèle la présence de ganglions multiples, durs, isolés, roulant facilement sous le doigt; de plus une céphalée tenace vient troubler le sommeil du malade.

Un traitement mercuriel (pilules de protoiodure, bains de sublimé) est institué lusqu'au 26 mai, jour de son admission dans le service de mon excellent maître, le Dr Horteloup; cette admission était nécessitée par une fracture qui était survenue dans des conditions spéciales.

En effet X..., à l'âge de 5 ans, a été soigné à l'hôpital de Bruxelles pour une fracture probable de la rotule du côté droit, ayant entraîné des désordres articulaires, d'où atrophie des muscles du membre inférieur et rétraction de la masse musculaire postérieure de la cuisse.

Aujourd'hui la jambe est immobilisée à angle droit avec le segment supérieur du membre, ce qui permet au malade de marcher le genou appuyé sur un pilon.

Le 26 mai, X... était debout le long de son lit, lorsque l'extrémité de son pilon a glissé entre le lit et le plancher; la jambe droite s'est trouvée prise entre le sol et le pilon, une fracture indirecte des deux os de la jambe s'est produite à 6 ou 7 centimètres au-dessous de l'interligne articulaire fémoro-tibial.

Nous avons appliqué immédiatement un appareil ouaté, silicaté, consolidé par des attelles en bois; le mercure a été supprimé à partir de cette époque, mais, vu les phénomènes céphaliques, l'iodure de potassium a été continué à la dose de 2 grammes par jour.

Trente-trois jours après l'accident nous avons levé l'appareil : la consolidation était parfaite. Ajoutons que l'éruption syphilitique était plus intense et plus généralisée qu'au moment de l'entrée dans notre service.

Ainsi donc, nous nous trouvons en présence d'une fracture des deux os de la jambe survenue chez un syphilitique en pleine période secondaire, dont la consolidation a été hâtive ; en ce cas particulier, la syphilis semble avoir exercé une action plutôt bienfaisante.

Ce fait nous a paru intéressant, puisque certains auteurs prétendent que le retard dans la consolidation des fractures est la règle, lorsque de telles lésions surviennent chez des syphilitiques en pleine période secondaire et que le chirurgien n'a pas la précaution d'avoir recours aux mercuriaux pendant la formation du cal.

OBSERVATION XXXVII.

Fracture de clavicule chez un vieillard en pleine évolution d'accidents secondaires. Traitement mercuriel. Consolidation rapide, par Ricord.

(In Bull. gén. de thér. méd. et chir., 1842, t. XXIII, p. 304.)

Une opinion généralement admise, c'est que l'existence d'une syphilis constitutionnelle s'oppose à la consolidation des fractures; une autre idée également accréditée aussi, c'est que l'administration du mercure est contre-indiquée pendant l'existence d'une fracture : les propriétés liquéfiantes ou antiplastiques de ce médicament devant s'opposer à sa consolidation. Ces principes, qui ne sont point exacts, ont un grand danger, car ils peuvent empêcher certains praticiens de traiter la syphilis par les mercuriaux chez un sujet actuellement en traitement pour une fracture, et ce retard dans l'emploi du remède peut aggraver les conséquences de l'empoisonnement syphilitique constitutionnel.

Il est donc important de mettre sous les yeux de nos lecteurs une observation qui les rassure sur la portée que peuvent avoir sur la solidification des os la syphilis et le mercure.

Un marchand revendeur dans les rues, âgé de 60 ans, mais affaibli, et décrépit par suite d'excès de tous genres, et auquel on aurait donné à son extérieur, 75 ans, fait une chute douze jours avant son entrée à l'hôpital, et se fracture la clavicule droite à la partie moyenne. Le 2 septembre, il est reçu à l'hôpital du Midi pour cette lésion et placé dans les salles de chirurgie de M. Ricord, où il est examiné. En outre de sa fracture, cet homme portait sur tout le corps une syphilide papulo-squameuse ; on voyait sur le gland les cicatrices indurées de plusieurs chancres qu'il avait pris, disait-il, deux mois auparavant, et de plus, des engorgements ganglionnaires inguinaux.

On appliqua sur ce malade le bandage au bonnet de coton de M. Simonin (de Nancy) ; mais comme c'était la première fois qu'on l'employait et que sans doute il n'était pas bien disposé, il ne maintint pas bien la fracture et il fut remplacé par le bandage en écharpe. Dès le même jour, le malade fut mis aux mercuriaux pour le traitement de sa syphilide ; il prit d'abord une pilule de 5 centigrammes de protoiodure de mercure, et, le dixième jour, deux pilules du même remède, aidé dans son action par la tisane et le sirop sudorifiques. Le douzième jour, on remarquait déjà une modification des plus avantageuses dans les plaques syphilitiques de la peau.

Enfin, malgré l'âge avancé du malade, malgré sa faiblesse, sa décrépitude, en dépit de l'infection syphilitique constitutionnelle bien constatée par des preuves irrécusables, malgré encore le traitement mercuriel que le sujet a continué et qu'il suit encore, sa fracture était parfaitement bien consolidée au bout du vingtième jour du traitement. En ce moment cet homme est presque entièrement guéri de sa syphilide ; il ne reste plus que les taches brunes de la période de réparation.

Pour terminer ce qui a trait à la guérison rapide des fractures traumatiques dans la syphilis secondaire, nous ne saurions mieux faire que de citer les lignes suivantes empruntées à M. Petit (thèse citée, p. 26). « On sait, en effet, que la syphilis constitutionnelle, à la période secondaire, n'attaque que la peau et les muqueuses, et à la période tertiaire les viscères et les os : elle est superficielle pendant un certain temps et ce n'est que plus tard qu'elle se porte sur les tissus profonds. Si donc une opération ou une lésion traumatique quelconque guérit bien chez un individu porteur d'un chancre et avant toute manifestation de syphilis constitutionnelle, si une fracture suit une marche régulière chez un autre qui n'aura que des accidents secondaires, il me paraît peu logique d'en conclure que la plaie du tégument guérirait aussi bien si l'individu avait des accidents secondaires, et la fracture s'il avait des gommes ou des périostoses. »

Mais il ne faudrait pas croire qu'un syphilitique à la période secondaire guérisse constamment bien d'une fracture. C'est la règle, mais elle a des exceptions. La règle résulte de ce qu'à cette période le sujet est rarement cachectique et qu'il n'a pas de lésions osseuses compromettant la solidité du squelette. La seconde condition ne se réalisera dans aucun cas, mais la première peut exister et de même que la vérole peut, uniquement en tant que diathèse, causer la fragilité du système osseux, elle est capable, dès son début, de débiliter un sujet qui, dès lors, s'il est atteint de fracture, sera exposé à une pseudarthrose. C'est ainsi, croyons-nous, qu'on peut interpréter les deux observations suivantes. Une autre analogie les unit, sans que nous cherchions à en tirer de conclusion. Ces deux malades ont eu la fracture entre l'apparition du chancre et le début des accidents secondaires, c'est-à-dire pendant la période tout à fait initiale de la syphilis. Y a-t-il à cette époque quelque chose d'un peu spécial? Nous n'en savons rien. Mais il est remarquable que les deux seul cas où nous ayons vu le retard du cal avant la période tertiaire, soient précisément tous deux analogues à ce point de vue.

OBSERVATION XXXVIII (résumée).

Syphilis latente amenant un retard de consolidation de sept mois, dans une fracture du tibia. Guérison rapide par le traitement spécifique, par J.-Wilson Steele.

(In Lancet, 1873, t. II, p. 627).

Pierre R.., âgé de 30 ans, fut reçu le 17 mars 1873, pour une fracture oblique du tibia à l'union du tiers moyen et du tiers inférieur. Réduction facile et immobilisation. A la levée de l'appareil au bout du temps habituel, la jambe était à l'état de plaie.

10 juin. Même état. On emploie la méthode de Dieffenbach, pour enflammer les fragments.

29 juillet. On enlève les pinces qui ont amené de la suppuration.

10 août. Toujours même état.

Le 13. On constate sur la face et le corps une éruption érythémateuse en même temps qu'une poussée d'iritis à gauche. On prescrit un douzième de grain de bichlorure de mercure uni à 10 grains d'iodure trois fois par jour.

8 septembre. Le malade sort la jambe consolidée. Il nie toujours tout antécédent vénérien, quoiqu'il avoue s'être exposé à la contagion neuf semaines avant son entrée à l'hôpital.

On pourrait objecter que c'est une simple coïncidence : il survient bien des pseudarthroses chez des sujets non syphilitiqués. Mais M. Ollier a vu la consolidation suivre dans sa marche les oscillations auxquelles on soumettait le traitement hydrargydique. C'est donc bien la syphilis qui était en cause.

OBSERVATION XXXIX.

Syphilis secondaire. Pas de consolidation au bout de 55 jours. Réimmobilisation et traitement par les pilules de Ricord. Au bout de quinze jours, commencement de consolidation. On cesse les pilules. Aucun progrès au bout de quinze jours. A partir de ce moment, traitement mercuriel régulier. Consolidation en trois semaines, par Ollier.

(In Durand. Th. Paris, 1870, nº 22, p. 12).

A. C..., garçon boucher, âgé de 25 ans, entre à l'Hôtel-Dieu de Lyon dans le service de M. Ollier, le 15 septembre 1868.

Constitution robuste, aucun antécédent syphilitique.

On constate une fracture du péroné au-dessus de la malléole externe et une fracture très oblique du tibia à 8 centimètres au-dessus de la malléole interne. Au niveau de cette dernière fracture, épanchement sanguin considérable. Le fragment supérieur du tibia fait saillie sous la peau qu'il menace de perforer.

On applique immédiatement un bandage plâtré, avec une fenètre au niveau de la fracture, pour permettre l'application de la pointe métallique. La réduction est complète et se maintient exactement. La pointe est très bien supportée les jours suivants.

Le 24. Le malade paraît souffrir; on retire la pointe et on ne la réapplique que le 29.

21 octobre. On enlève l'appareil. En explorant superficiellement le membre au niveau de la fracture, il semble que les fragments soient réunis; mais un examen plus attentif fait constater l'absence complète de soudure; des adhérences solides se sont établies entre les fragments et les maintiennent assez exactement en contact.

Le malade interrogé une seconde fois sur ses antécédents affirme n'avoir jamais eu d'accidents syphilitiques.

On enveloppe le membre dans un nouveau bandage, et, le 2 novembre, on réapplique la pointe de M. Ollier; on la laisse en place jusqu'au 19 novembre.

Alors, en présence d'une désunion permanente des fragments, M. Ollier soupçonne l'existence d'une syphilis. Le malade affirme toujours n'avoir jamais eu d'accidents. On examine la verge, et on trouve une induration de la grosseur d'un pois, sur le prépuce, ou, pour mieux dire, un chancre induré complètement guéri. Le malade, dit-il, ne s'en est jamais aperçu et n'a eu encore aucun accident secondaire. Il accuse un coït suspect vers les premiers jours de septembre, c'est-à-dire quinze jours avant son entrée à l'Hôtel-Dieu.

La pointe métallique est réappliquée et on institue un traitement mercuriel : 1 pilule Ricord pendant quelques jours, puis 2, puis 3. Au bout de quinze jours, commencement de réunion. On interrompt le traitement antisyphilitique, et, au bout de quinze autres jours, la consolidation ne fait aucun progrès.

On reprend le même traitement, et, au bout de trois semaines, c'est-à-dire vers la fin de décembre, le malade peut marcher. Le traitement mercuriel n'avait plus été interrompu. Il partit le 1er janvier, pour l'hospice des convalescents, la guérison a été complète.

Voyons maintenant ce qui se passera lors de fracture survenant chez un syphilitique parvenu à la période tertiaire de l'infection. Ici la question se complique, car, à côté des faits où la fracture survient, par une cause traumatique, en un point quelconque de l'os, il faut tenir compte et grand compte de ceux où il se produit une fracture dite spontanée. Nous nous sommes déjà expliqué sur la fragilité générale du système osseux, et pour ne pas scinder cette étude nous avons étudié la consolidation rapide dans ces circonstances.

Reste maintenant le cas de lésion osseuse locale. Alors on a affaire à une pseudarthrose ostéophytique. Une gomme existait et tendait à s'accroître, si bien que l'os s'est rompu. Une fois la rupture accomplie, la lésion n'a aucun motif pour rétrocéder; c'est-à-dire que la fracture ne tendra pas à se consolider. Qu'on parcoure nos observations du Ch. I; dans quelques-unes de celles qui concernent les fractures par lésion locale, la consolidation a été rapide. Mais si on y regarde de plus près, on constatera que le malade a été soumis d'emblée au traitement spécifique, la spontanéité de la fracture ayant attiré immédiatement l'attention du chirurgien sur la cause diathésique. Une observation relativement ancienne, et à laquelle il a déjà été fait une rapide allusion, est d'autant plus probante à cet égard qu'elle est suivie d'autopsie.

OBSERVATION XL.

Syphilis. Fracture du fémur; pseudarthrose. Fracture de la clavicule par cause musculaire.

(Essai sur le fongus de la dure mère, par Philippe de Walther. Journal complémentaire du Dict. des sc. méd., t. VII, 1820.)

Clara Riedlin a épousé à 16 ans un soldat. 10 enfants, 6 vivants. A soutenu jusqu'au dernier moment n'avoir jamais eu la vérole. Mais a le nez détruit par un ozène qui a cédé à l'usage de pilules (probablement mercurielles) et à des sudorifiques. Cicatrices de bubons suppurés dans les aines.

En 1809, à l'âge de 43 ans, elle reçoit un coup sur le pariétal droit. Une tumeur indolente s'y forme, qui suppure au bout d'un temps très long. (Abcès vu seulement à l'autopsie.)

En 1811, chute sur la glace. Fracture du fémur. Bandage convenable mis immédiatement. Pseudarthrose.

Le 9 mars 1812, Clara voulant se retourner, elle et les assistants entendirent un fort craquement, à la suite duquel elle ressentit une vive douleur dans l'épaule gauche. On vit alors que la clavicule était fracturée en son milieu. Désespérant de la consolidation, Walther ne fit aucun traitement. Pseudarthrôse.

Cachexie. Mort en août 1812.

Autopsie. — Il y avait une double fracture non guérie à la clavicule gauche. Le périoste était encore enflammé et épaissi et formait une sorte de capsule autour des deux fausses articulations. L'articulation sternale de la clavicule était à peu près dans le même état morbide que celui où le genou se trouve chez les personnes atteintes de tumeur blanche; les ligaments étaient épaissis et fongueux, l'articulation contenait le même mélange de sang caillé et d'ichor que le fongus de la dure-mère (1), la fracture du fémur était dans le même état, les deux bouts de l'os étaient nécrosés ; le périoste était très épaissi, fongueux et semblable au feuillet externe dégénéré de la dure-mère ; il formait autour de la fausse articulation, un sac rempli du même fluide qui celui qui vient d'être décrit.

Les foyers décrits par Walther ne peuvent être que des foyers gommeux ; ce n'est pas ainsi que se présente un cancer; d'ailleurs, l'existence de la syphilis n'est guère contestable.

Voici trois autres faits avec autopsie, montrant des lésions gommeuses au niveau du cal de fractures spontanées.

(1) On ne peut admettre avec Walther, que c'est un fongus de la dure-mère. C'est certainement une lésion syphilitique des os du crâne, provoquée par le traumatisme.

OBSERVATION XLI.

Fracture spontanée de l'humérus. Consolidation avec un cal anormal.

(G.-F. Elliott. Brit. med. Journ., 1869. Remarquable spécimen of disease in bone. D'après Centralbl. f. med.. 1869.)

Homme de 26 ans, syphilitique depuis sept ans; manifestations graves, se fait une fracture spontanée de l'humérus; deux mois après la fracture parut guérie, et cinq mois après, mort d'albuminurie.

Autopsie. — Fortes couches périostiques autour de la fracture et avec cela trous pénétrant jusqu'à la moelle; aucun séquestre; pas de pus. Ligne de fracture transversale, et la réunion avait eu lieu par du tissu fibreux.

OBSERVATION XLII.

Volkmann in Pitha und Billroth. Handb. der allg. und. spec. chir., loc. cit.

Homme de 56 ans, syphilitique depuis seize ans; ostéites gommeuses multiples; fracture du radius à la partie moyenne en se retournant dans son lit.

A l'autopsie, os fracturé presque entièrement, remplacé à ce niveau par une tumeur gommeuse.

OBSERVATION XLIII.

Neumann. Wiener med. Blätter, 1882, n° 51.

A la séance du 15 décembre 1882 de la Soc. méd. de Vienne, Neumann communique l'observation d'un homme syphilitique, reçu pour cette syphilis qui présente une fracture de l'humérus droit au-dessus de l'insertion du deltoïde, fracture qui s'était produite spontanément pendant son sommeil. Jamais de mercure.

Kundrat montre les pièces. Erosions sur le crâne et la clavicule. Sur l'humérus, dépression profonde; au fond, fistule conduisant dans une cavité qui est juste au point fracturé. Dans la cavité est un séquestre poreux, à grosses lacunes, gros comme une noisette. Gommes dans d'autres os.

Etant donné ce que viennent de nous prouver ces autopsies, on peut en conclure qu'il en est de même pour les deux observations suivantes :

OBSERVATION XLIV.

Gomme de la clavicule. Fracture spontanée. Pseudarthrose.

(Rimaud. Quelques réflexions sur deux cas de fracture de la clavicule irréductible. Th. Paris, 1839, n° 192, p. 8.)

Homme. En se soulevant par les bras se brise la clavicule gauche. Au dire du malade, une tumeur survint subitement à l'endroit où il avait éprouvé de la douleur et entendu un craquement. En effet, à l'examen on trouve sur la partie moyenne de la clavicule du côté gauche, une grosseur du volume d'un œuf de pigeon. Le malade avoue avoir eu une vérole mal traitée. Exostoses volumineuses de la clavicule droite. Certainement, quoiqu'en dise le malade, le même état a précédé à gauche, la fracture.

OBSERVATION XLV.

Fracture de la clavicule par contraction musculaire. Syphilis tertiaire en pleine évolution. Retard de consolidation. Traitement ioduré, Guérison.

(Delens. Gaz. hôp., 11 août 1864., et Mém. cit., Arch. gén. méd.)

Marie E..., 40 ans, entrée à l'Hôtel-Dieu d'Angers, le 25 avril 1862, a été couchée au n° 17 de la clinique médicale. Cette femme a présenté depuis huit ans des accidents syphilitiques variés, malgré un traitement mercuriel qu'elle dit avoir suivi au début pendant quatorze mois. Aujourd'hui elle a des douleurs ostéocopes et des tumeurs gommeuses ulcérées, pour lesquelles elle entre à l'hôpital.

Les tumeurs gommeuses occupent le sommet de la tête, la région sourcilière, le front et l'épaule gauche. Dans cette dernière région on en remarque à différentes périodes de leur évolution, au niveau de l'articulation sterno-claviculaire, sur les deux tiers externes de la clavicule et dans le creux sous-claviculaire. Le corps de la clavicule présente des inégalités très marquées sur toute sa longueur.

La malade raconte que treize jours avant son entrée, en soulevant de la main gauche une cruche d'eau, elle a ressenti un craquement violent dans l'épaule gauche. Le lendemain seulement elle a constaté une tuméfaction dans la région douloureuse. Malgré la gène très grande des mouvements, elle a continué à travailler et a même pu porter sa cruche pleine d'eau.

A son entrée à l'hôpital, la tumeur osseuse, du volume d'une noix, occupe la réunion des deux cinquièmes externes avec les trois cinquièmes internes de la clavicule. Elle est mobile et on perçoit nettement à son centre la crépitation fournie par les deux fragments entourés d'une substance demi-solide. Il n'y a pas de chevauchement apparent.

Le membre a été immobilisé et l'iodure de potassium administré à l'intérieur.

La consolidation s'est fait attendre plus de trois mois.

Ailleurs le sujet ne mourra pas, mais le chirurgien sera conduit à lui pratiquer une amputation et constatera dans le foyer de la fracture des altérations osseuses intenses. C'est ce qui eut lieu pour un malade d'Arnott, dont voici l'observation. Vu l'ancienneté du fait (1840), la description manque un peu de précision, mais il est permis de l'interpréter comme je le fais.

OBSERVATION XLVI.

(Arnott. London med. Gaz., 1840, t. XXVII, p. 447.)

M. Arnott montre les os d'une jambe d'un de ses malades de Middlesex hospital. Il rapporte d'abord sommairement l'histoire clinique. Le patient, âgé de 22 ans, au mois de mai-juin précédent fut soigné par un chirurgien pour des éruptions cutanées et pour une nodosité du tibia droit. Du mercure fut administré et le malade quitta l'hôpital, guéri de son éruption. Mais la tuméfaction du tibia persistait à un léger degré. Sept jours après sa sortie, le malade revint pour une fracture simple de la jambe droite, au niveau de la nodosité. Cela était survenu dans une chute par un faux pas. La fracture était oblique ; des spasmes musculaires empêchèrent la contention exacte. Quelques jours après, une ulcération se produisit sur le tégument, au point soulevé par les fragments, et du pus se forma autour de l'extrémité des os. Divers moyens furent essayés pour vaincre la disposition des muscles aux spasmes et pour rendre à la jambe sa longueur, car elle était fortement raccourcie ; aucun ne réussit. La suppuration devenait de plus en plus abondante et sanieuse, les altérations osseuses de plus en plus profondes. Croyant à une influence constitionnelle, Arnott donna d'abord du mercure associé à la salsepareille et à l'iodure de potassium ; puis il administra le sublimé. Il eut alors une légère amélioration, mais pas de consolidation ; alors il appliqua un appareil assurant l'immobilité tout en permettant au malade de marcher avec des béquilles et il eut recours aux toniques; puis il revint au mercure jusqu'à salivation. Comme tout échoua, une incision fut faite jusqu'aux os pour voir s'il n'y avait pas un séquestre; aucun séquestre ne fut trouvé. Enfin, l'amputation fut pratiquée. Pendant son long séjour à l'hôpital, le malade n'eut pas de manifestation syphilitique (10 mois).

Le péroné était parfaitement consolidé, mais les deux bouts du tibia sont cariés, suppurent.

Arnott conclut de là que « la marche défavorable de la fracture tient à ce que cette fracture eut lieu en un point de l'os primitivement malade. Il résulte de ce qu'il y avait une maladie de l'os en ce point, que le pus s'accumula de bonne heure autour des fragments du tibia, de sorte que la fracture de simple devint compliquée et que la carie envahit les extrémités osseuses. » Mais si Arnott voit clairement l'influence de la lésion tibiale sur la pseudarthrose, il conteste l'influence de la syphilis en se fondant surtout sur la consolidation parfaite du péroné. Mais pourquoi le péroné ne se serait-il pas consolidé s'il n'avait de lésion locale? Sa fracture est une fracture accidentelle, survenant chez un syphilitique tertiaire, et là l'action diathésique ne s'exerce pas forcément. On peut encore objecter que le malade n'a pas eu d'autres accidents vénériens pendant les dix mois de son séjour à l'hôpital. L'observation démontre qu'il en est parfois ainsi, et que la syphilis latente peut agir tout aussi bien que la syphilis patente. Enfin, tirera-t-on un argument de l'inefficacité du mercure? Nous nous occuperons de ce fait dans un instant.

Mais il serait imprudent d'affirmer qu'une fracture ne guérira jamais rapidement quand elle se produit en un point osseux malade. Cela est d'apparence paradoxale; il y a là quelque chose qui nous échappe. Cependant le fait semble difficile à nier. On pourra contester la valeur de l'observation de Sellien, de Manzoni, de Geissler, de Parker, où il n'est pas fait mention du traitement mercuriel, pour constater, soit son absence, soit sa présence; d'autant plus que nous n'avons pas pu nous reporter au texte original. Mais on attaquera difficilement les observations où Brodie, Stanley, ont vu, malgré leurs prévisions, se consolider rapidement une fracture spontanée produite sur un point osseux malade.

OBSERVATION XLVII.

(Sellien. In J.-L. Schmuckers Vermischte chirurg. Schrif. Bd. I. Berlin et Stettin, 1776, p. 338. Obs. 48. D'après Gurlt, loc. cit., p. 179.)

Un sous-officier, peu de temps après la guérison d'une carie syphilitique étendue des os du crâne, se fractura le bras en levant sa canne pour frapper un soldat, et la fracture survint pendant le mouvement d'élévation du bras et avant que la canne ne touchât le soldat. La guérison survint en peu de temps.

OBSERVATION XLVIII.

(Ant. Manzoni. Obs. path. Veronœ, 1795, t. I, p. 53. D'après Gurlt, p. 180.)

Après quelques temps de douleurs nocturnes syphilitiques dans l'humérus droit, avec fièvre et amaigrissement, un soldat se soigna par des bains et des onctions mercurielles et recouvra le sommeil.

Pendant ce traitement, la douleur humérale ayant considérablement diminué, le malade se fractura le bras droit en se retournant dans son lit. A un examen plus approfondi, on constata que la fracture siégeait au milieu de l'humérus et qu'une exostose s'étendait depuis le coude jusqu'à la fracture. La fracture guérit par un appareil ordinaire dans l'espace d'un mois.

OBSERVATION XLIX.

(C.-M. Geissler. Jahresb. üb die Charité. In Berlin, 1835. In Rust Magasin. Bd. XLI, 1839, p. 345. D'après Gurlt, p. 181.)

Femme. Syphilis, douleurs dans les os. Elle avait employé tous les moyens de traitement antisyphilitique. Se fractura la clavicule droite tout prés de l'extrémité sternale en s'appuyant sur le bras pour se lever dans son lit. Au bout de quatorze jours, cal de volume ordinaire.

OBSERVATION L.

(Willard Parker (de New-York). New-York, Journ. of med., 1852, juillet. D'après Gurlt, p. 180.)

Un pharmacien se fractura le bras droit en arrachant une dent sans avoir fait un effort notable. Depuis un an environ il avait souffert de douleurs très vives au niveau de la fracture, les os étaient devenus si faibles qu'il craignait d'employer ce bras à aucun effort énergique de peur de le casser. L'os était fort tuméfié en ce point. Pendant longtemps le malade avait pris de l'iodure de potassium pour diminuer ses douleurs nocturnes dans la tête et dans les membres. Il avait des gommes à la tête qui, avec la tuméfaction de l'humérus et les douleurs, caractérisaient une syphilis tertiaire. La fracture guérit facilement, mais le bras resta faible et impotent.

OBSERVATION LI.

(Brodie. On ununited fractures. Lond. med. Gaz., XIII, 1834, p. 56.)

On a dit que les os malades une fois fracturés ne se consolident pas. Ceci est possible, mais non constant. J'ai eu une malade qui, soit par syphilis, soit par mercurialisme, soit par cachexie avait des lésions osseuses. En tout cas, *certains os étaient noueux et élargis. Cela existait surtout sur une des clavicules.* Là se fit une fracture de cause musculaire. Je croyais que la consolidation ne se ferait pas, grand fut mon étonnement quand je la vis se faire.

OBSERVATION LII.

(Stanley. A treatise on diseases of the Bones. London, 1849, p. 239.)

Femme, 30 ans. Dans un léger mouvement, l'humérus gauche est fracturé à la partie moyenne. L'année précédente, cette femme avait été traitée pour syphilis secondaire ; depuis plusieurs mois *elle avait des douleurs au point fracturé.* Comme l'os était supposé malade, on craignait qu'il n'y eût pas de consolidation, mais la consolidation fut parfaite en cinq semaines.

D'ailleurs il y a des cas où, au premier abord, on croit à

une consolidation assurée, lorsque la rupture du cal vient prouver qu'on se flattait d'une illusion.

OBSERVATION LIII.

Deux fractures successives du fémur chez un syphilitique tertiaire. Iodu de potassium. Consolidation normale.

(In fractures du fémur. Hennequin, p. 233.)

Homme, 24 ans, journalier, peu vigoureux, entre le 9 juin 187 dans le service de M. Panas, à Lariboisière. Syphilis il y a trois ans. Chute d'une hauteur de deux mètres, fracture du fémur gauche. Appareil de Scultet.

19 juin. Applicatien de l'appareil d'Hennequin.

Enievé le 8 août, après soixante jours d'immobilisation. La consolidation paraît faite.

29 août. Le malade marchait s'appuyant sur une canne ; celle-ci ayant glissé il fit un violent effort pour ne pas tomber. Il entendit aussitôt un fort craquement dans la cuisse. La fracture siégeait au-dessus de la première.

Iodure de potassium 1 gramme par jour. Appareil silicaté jusqu'au 6 septembre. Appareil d'Hennequin jusqu'au 25 octobre.

Le malade se lève le 8 novembre, cinquante-six jours après sa fracture.

En somme, malgré les exceptions que nous venons de mentionner, on peut dire, d'une manière générale, qu'il faut établir une différence notable dans le pronostic des fractures spontanées, d'origine syphilitique, suivant que le mal vénérien agit comme cause générale ou comme cause locale.

Lorsque la syphilis, par une action générale mal déterminée, produit une fragilité particulière du système osseux, envisagé dans son ensemble, la consolidation se fait bien.

Lorsque la fracture tient à une lésion locale, de nature syphilitique, la réparation n'a ordinairement pas de tendance à se faire, si l'on n'intervient par un traitement approprié. Les observations où la consolidation s'est effectuée rapidement sont celles où le chirurgien a immédiatement donné au malade de l'iodure de potassium, qu'il considère le dernier médicament, comme un antisyphilitique, ou comme un fortifiant (Gosselin, loc. cit., V, page 6). — C'est précisément en nous fondant sur cette différence, que nous nous disposons à admettre l'existence d'une lésion locale préalable, méconnue dans une observation que notre collègue, le Dr Alphonse Robert, a eu l'obligeance de nous communiquer. — La consolidation s'est mal faite ; et le cal, volumineux et malade, s'est rompu avec grande facilité. Le traitement mercuriel a fait obtenir une consolidation rapide, qui semble devoir être définitive.

OBSERVATION LIV.

Fracture de cuisse chez un syphilitique tertiaire. Pas de traitement. Consolidation retardée. Fracture du cal six mois après. Traitement mixte. Consolidation normale.

(Observation inédite communiquée par notre excellent collègue le Dr Alph. Robert.)

M. J..., âgé de 35 ans, a contracté la syphilis en 1870. Il était alors soldat et a suivi pendant quelques semaines un traitement régulier dans un hôpital militaire. (Pilules. Liqueur de Van Swieten.)

La syphilis paraît du reste avoir été assez bénigne, car, au dire du malade, il n'a jamais éprouvé d'accidents qui aient nécessité le reprise du traitement spécifique.

Je vois le malade pour la première fois en mai 1882, et je le soigne alors pour une dyspepsie à forme gastralgique dont il était débarrassé en octobre 1882.

Sa santé générale était parfaite en apparence, lorsque le 3 août 1883, à Biarritz, il se fractura la cuisse droite droite au tiers supérieur, dans une chute qu'il fait en courant sur une pelouse unie et sans accident de terrain.

Il reste *quatre-vingts jours* immobilisé dans une gouttière de Bonnet, le membre est entouré en outre d'un appareil amidonné.

Au début, on avait appliqué un appareil de Scultet et un médecin appelé en consultation, avait proposé de faire prendre un peu de sirop de Gibert, mais le médecin ordinaire n'y avait pas consenti, Le malade raconte qu'il souffrait fréquemment au niveau de sa fracture et que l'appareil étant levé vers le 24 octobre, il continua à souffrir pendant quelques semaines.

A la fin de décembre, il peut faire le voyage de Paris et vient me voir le 5 janvier 1884.

Je constate un cal volumineux, solide, résistant au tiers supérieur de la cuisse ; la marche se fait à l'aide de béquilles, il y a parfois encore un peu de douleur à ce niveau.

L'état général est bon et ne paraît pas avoir souffert de la longue immobilisation, mais il y a une atrophie marquée au triceps fémoral, j'ordonne des massages.

11 février. M. J..., faisant une course dans Paris, descend de voiture sur les boulevards; il est heurté sur le trottoir, au milieu de la foule et demeure impuissant à se relever. On le transporte chez lui au prix de vives souffrances. Appelé deux heures après l'accident, je constate les signes non douteux d'une fracture du cal; la mobilité anormale, la douleur atroce au moindre mouvement ne laissent aucun doute.

Je replace le malade dans la gouttière de Bonnet, le membre soigneusement redressé et calé au moyen de nombreux petits coussins latéraux. Compresses d'eau blanche au niveau du foyer.

L'immobilisation paraît parfaite, car, sauf la première nuit où il y eut quelques spasmes très pénibles, calmés par le bromure de potassium, la douleur disparaît rapidement.

Après une dizaine de jours, temps nécessaire à la résorption du sang épanché dans le foyer, je donne par jour 2 grammes d'iodure de potassium et 2 centigrammes de biiodure de mercure en deux fois. J'y ajoute 1 gramme de phosphate de chaux et j'insiste pour faire entrer dans l'alimentation une quantité notable de légumes féculents.

L'état général se maintient bon, le traitement spécifique est bien toléré, car j'ai soin de le faire suspendre tous les quinze jours pendant une huitaine.

Du dixième au cinquantième jour, extension faible de trois livres bien supportée.

Bref, le 13 avril, après soixante jours de gouttière, le malade en est délivré, mais il est maintenu formellement au lit. Même traitement interne.

Enfin, le 15 mai, M. J... se lève après un séjour de quatre-vingt douze jours dans la gouttière ou au lit; le membre inférieur droit est solidement protégé par l'appareil de Mathieu, et le 5 juillet j'ai reçu une lettre de M. J... qui continue à aller bien et à vaquer à ses occupations grâce à son appareil.

Etudions maintenant les fractures traumatiques chez les syphilitiques tertiaires. Là, le retard de consolidation n'est pas constant, n'est peut-être même pas la règle, mais il est fréquent. M. Lannelongue (1) nous a dit avoir vu de 15 à 20 cas au moins de retard de consolidation chez des syphilitiques; dans tous, il s'agissait de syphilis tertiaires Récemment encore, il était appelé à donner ses soins à un malade, dont la fracture de jambe, datant de trois mois, n'était pas consolidée. — Faisant ouvrir la bouche du patient, il constata l'existence de syphilides buccales. En un mois, par le traitement spécifique, la fracture était consolidée.

Cependant, nous pouvons rapporter plusieurs faits où, la syphilis étant à la période tertiaire, la consolidation s'est faite dans les délais normaux, quoiqu'aucun traitement général n'eût été institué. L'explication du fait est bien donnée par L.-H. Petit (2) dans sa thèse. Cet auteur n'envisage pas spécialement les fractures, mais ce qu'il dit des traumatismes en général s'applique parfaitement aux solutions de continuité des os. Un syphilitique est « blanchi, » mais non guéri par le traitement. Grâce à la médication, et même quelquefois sans son secours, il peut être considéré comme guéri. Aucune manifestation spontanée ne révèle la diathèse; mieux encore, aucun traumatisme ne la réveille. Tout évolue normalement chez ce sujet. Si, au contraire, il est en puissance d'accidents actuels, souvent la diathèse exercera son influence au niveau du point lésé,

(1) Lannelongue. Communication orale.
(2) L.-H. Petit. Loc. cit., p. 27.

qui devient un « locus minoris resistentiæ ». Entre ces deux états il y a des périodes intermédiaires, où une cause légère sera l'occasion de se manifester pour une affection latente, mais prête à révéler son existence. C'est à cette période de transition qu'une fracture ne se consolidera pas, quoique l'examen du sujet ne fasse pas trouver d'autres marques de la diathèse.

Les différences que nous venons d'esquisser sont assez nettes, dans une observation de M. Fournier, rapportée plus loin à propos des lésions syphilitiques du cal. Un homme, infecté depuis 2 à 3 ans, consolide aisément une fracture traumatique ; 5 à 6 ans après, il est atteint d'une poussée de gommes ; des accidents se produisent du côté du cal ancien. Que le sujet se soit fait une fracture quelconque en ce moment, il y a gros à parier qu'elle ne serait pas consolidée sans l'intervention du traitement général.

Relatons maintenant des observations à l'appui de ce qui précède. D'abord, nous trouvons dans Folinea (1) une rapide indication : « Nous avons eu en traitement (1876) dans la salle de chirurgie de l'hôpital des Incurables, quatre femmes qui, à la suite d'un traumatisme, avaient eu une fracture, deux aux jambes, une au tiers inférieur du fémur, une à l'avant-bras droit. Toutes ces malades étaient syphilitiques, mais dans cette période latente qui évolue entre les manifestations tardives et néoplasiques. Les solutions osseuses guérirent au bout du temps habituel, sans que la moindre complication fût survenue. » Auparavant, le même auteur avait rapporté une observation isolée, peu détaillée, et que voici :

(1) Folinea. Lésion traumatique chez les syphilitiques. Trad. par L.-H. Petit. Arch. gén. méd., 1881, 3e série, t. VI, p. 690.

OBSERVATION LV.

Fracture consolidée, en pleine évolution de syphilis tertiaire, sans traitement spécifique.

(Folinea. Trad. par Petit. Loc. cit., p. 684.)

Marie Spasioni, affectée d'une gomme cutanée dans la région latérale du cou, se fit dans une chute une fracture des os de la jambe droite. L'appareil amovo-inamovible reste quarante jours en place. La malade guérit parfaitement sans aucun traitement spécifique, et en restant complètement indifférente à la diathèse syphilitique.

On ne peut tirer aucune conclusion du fait suivant, car le traitement spécifique y a été institué en même temps qu'on immobilisait la fracture. Il est bien possible, vu les manifestations actuelles, que, sans cela, la malade n'eût pas si bien guéri.

OBSERVATION LVI.

Fracture chez une syphilitique. Traitement mercuriel. Consolidation normale.

(Observation de Folinea, traduite par le Dr Petit. Loc. cit., p. 39.)

Frino (Carmela), 42 ans, syphilitique depuis quatre ans, eut des plaques muqueuses dans la bouche et l'arrière-gorge, deux fausses couches à quatre mois. et depuis six mois elle n'avait rien présenté, sauf des douleurs plus ou moins fortes et erratiques dans le dos.

Le 17 avril 1876, elle est renversée par une voiture et se fait une fracture des deux os de l'avant-bras au tiers inférieur.

Immobilisation du membre avec un appareil plâtré. Au douzième our, éruption d'ecthyma superficiel plus ou moins diffus. La malade est soumise au traitement mercuriel et est guérie de cette manifestajion dans l'espace de quarante-sept jours. La fracture était complètement consolidée au quarantième jour.

Il peut se faire que la puissance de la diathèse soit insuffisante pour empêcher, ou même pour retarder le formation du cal, mais soit cependant capable de produire quelques légers troubles. Par exemple, dans l'observation suivante, on verra des phénomènes douloureux persister, après deux mois, dans une fracture du péroné, cependant consolidée à peu près dans le temps ordinaire. La différence est nette si on compare le fait au suivant, où il s'agit encore d'une fracture du péroné.

OBSERVATION LVII.

Fracture directe de l'extrémité inférieure du péroné gauche chez un syphilitique. Léger retard de consolidation. Cal longtemps volumineux, douloureux.

(Observation communiquée par notre collègue Monnier.)

Le nommé B..., âgé de 26 ans, cordonnier, entre le 28 avril 1884 dans e service de M. Péan, à l'hôpital Saint-Louis.

D'une excellente santé habituellement, le malade contracte en 1880 un chancre infectant suivi d'accidents secondaires, pour lesquels il suit un traitement pendant huit mois environ.

Ce matin ayant fait un chute du bord d'un trottoir, il reçut un coup de pied de cheval au-dessous de la cheville gauche. Il lui fut impossible de se relever et on l'apporte à l'hôpital.

A son entrée, on constate une fracture du péroné à 2 centimètres au-dessus de la malléole externe gauche. Très peu de déplacement. Compresses d'alcool camphré.

Le 29. La réduction est très facile, application d'un appareil plâtré gouttière postérieure et étrier).

19 mai. Vingt et un jours après la fracture, la consolidation n'est pas faite, mais les fragments sont en place. Appareil silicaté.

Le 24. Depuis quelques jours on lui donne des pilules de protoiodure et on cautérise une plaque muqueuse siégeant à la face interne de la lèvre inférieure. Il est envoyé à Vincennes.

Le 30 mai. Le malade revient de Vincennes où on lui a enlevé son appareil inamovible.

La consolidation est faite, mais il y a de la douleur à la pression du péroné et de la partie antérieure de la malléole interne.

La marche est presque impossible. Bandage roulé.

12 juin. Les douleurs sont toujours les mêmes ; il semble que le cal est un peu volumineux, Appareil plâtré.

Celui-ci est enlevé le 30 juin. La marche est plus facile, la sensibilité persiste à la pression.

OBSERVATION LVIII.

Fracture du péroné chez un syphilitique tertiaire. Pas de traitement. Guérison rapide.

(Inédite communiquée par notre excellent collègue Pignot.)

X..., ancien militaire, âgé d'une trentaine d'années, garçon robuste, d'apparence arthritique, entré au printemps de l'année 1881 à la Maison municipale de Santé, dans le service de M. E. Cruveilhier. La veille, aux courses, une estrade s'est effondrée sous lui et dans sa chute il s'est fracturé la jambe, fracture du péroné par arrachement. Le membre est immobilisé par attelles plâtrées. Quinze jours environ après son arrivée à la Maison de Santé, X... nous raconte qu'il a contracté deux ou trois mois auparavant un chancre de la verge, suivi dans les délais ordinaires d'adénopathie inguinale, de roséole et bientôt après de plaques muqueuses.

Soigné dès le début par la médication hydrargyrique le malade a seulement cessé de suivre un traitement régulier au commencement de l'année 1881, c'est-à-dire six mois à peu près avant la blessure qui l'amène à la maison Dubois. Du reste, bien qu'il ne se soigne plus, aucun accident diathésique n'a reparu, et au moment de son séjour dans le service de chirurgie, l'examen le plus attentif ne peut déceler sur lui la plus légère trace de syphilis en activité ; aucun traitement spécifique n'est donné au malade.

La fracture immobilisée se consolide normalement et rapidement, un mois au plus après son entrée à la Maison municipale de Santé X... sort complètement guéri.

Il est bien certain qu'en parcourant les services de Paris, vu la fréquence et de la syphilis et des fractures, on recueillerait un nombre considérable d'observations semblables à celles que l'on vient de lire. De même, pour les retards plus ou moins nets de consolidation. Mais on aurait tort de dire, avec Volkmann (*loc. cit.*), que la fréquence des deux affections explique des coïncidences nombreuses.

L'influence certaine de la syphilis sur les retards de

consolidation est démontrée par un nombre considérable d'observations dont voici le type général : une fracture ne se consolide pas; on apprend que le sujet est syphilitique; on traite la syphilis, et rapidement la guérison a lieu.

Ici nous allons rapporter une série d'observations inédites, soit personnelles, soit dues à l'obligeance de nos amis Pousson et Hartmann. Elles rentrent absolument dans la description sommaire que nous venons de faire.

OBSERVATION LIX.

Fracture de l'humérus droit chez un syphilitique tertiaire, sans lésions syphilitiques actuelles. Retard de la consolidation. Traitement. Guerison.
(Sp. de Gibert. Iod. potassium.)

(Observation personnelle.)

Le 24 septembre 1883, le nommé Latartu (Jean), âgé de 45 ans, plombier, entre à l'hôpital Saint-Louis, dans le service de M. Péan, suppléé par M. Humbert.

Ce malade, couché au n° 22 de la salle Nélaton, s'est fracturé l'humérus droit en faisant une chute dans un escalier. Le membre est déformé, a crépitation manifeste ; la solution de continuité siège à l'union de la partie moyenne et supérieure, le fragment supérieur est attiré en dehors et en haut et forme une saillie très prononcée.

Cette fracture constatée, en examinant le malade nous trouvons sur chaque épaule, formant comme une épaulette, des taches cicatricielles, blanches, arrondies, déprimées, qui, réunies, présentent une forme circulaire.

Interrogé sur ses antécédents, le malade raconte qu'il y a vingt ans il a eu un chancre suivi d'accidents secondaires (roséoles, alopécie, syphilides buccales et anales). Le traitement mercuriel n'a été suivi que pendant un mois et demi. Il y a cinq ans qu'il a eu les boutons dont nous retrouvons les traces sur les épaules et qui paraissent avoir été des syphilides tuberculo-ulcéreuses. Ces accidents ont été soignés par de l'emplâtre de Vigo et de l'iodure de potassium et ont disparu au bout de deux mois.

Depuis lors le malade n'a eu aucun accident syphilitique.

Deux jours après l'entrée du malade dans le service, M. Hennequin, suivant la visite de M. Humbert, remplaçant M. Péan, applique un appareil plâtré qui maintient très bien les fragments coaptés.

Cet appareil est laissé en place pendant trente-cinq jours; au bout de ce temps il est enlevé; l'on constate un cal volumineux, un peu douloureux, mais pas solide.

On se contente de mettre une écharpe de Mayor, et le malade, sur sa demande, est envoyé à Vincennes.

Il en revient huit jours après, nous racontant que, poussé par un de ses camarades, son bras malade a porté contre un mur et s'est de nouveau fracturé.

La fracture est évidente, elle siège au même niveau que la première fois. On remet un appareil plâtré et, tenant compte de la syphilis antérieure qu'a eue ce malade, nous lui donnons tous les jours 2 cuillerées de sirop de Gibert et, au bout de huit jours, 4 grammes d'iodure de potassium.

L'appareil est enlevé au bout de quarante jours; le cal, quoique volumineux, est solide; le bras est un peu déformé, les muscles sont atrophiés.

Le malade va à Vincennes. Puis, à son retour, il prend pendant trois ou quatre semaines des bains sulfureux et on l'électrise deux fois par semaine.

Sous l'influence de ce traitement, les mouvements et la force du bras sont entièrement revenus au mois de janvier, la fracture datant du 24 septembre.

OBSERVATION LX.

Fracture de jambe chez un syphilitique tertiaire. Non consolidation après quarante jours. Traitement mixte, consolidation en trente-cinq jours.

Observation inédite due à l'obligeance de notre excellent collègue Pousson.

(Résumée.)

Homme de 45 ans, vigoureux, bien portant habituellement, entré en février 1883 dans le service de M. le professeur Guyon.

Fracture de jambe aux tiers moyen. Réduction facile. Immobilisation.

Au quarantième jour on lève l'appareil; il n'y a pas trace de consolidation.

L'interrogatoire du malade apprend qu'il a eu la syphilis il y a quinze ans. Traitement mixte. Nouvelle immobilisation.

Consolidation parfaite en trente-cinq jours.

OBSERVATION LX *bis* (inédite).

Fracture chez un syphilitique tertiaire. Pas de consolidation. Traitement par l'iodure de potassium. Consolidation normale.

(Communiquée par M. le Dr Guibout.)

En 1867, M. T..., âgé de 57 ans, demeurant à Paris rue Baillif, se fracture le tibia du côté droit en descendant de voiture. M. Guibout, appelé, constate la fracture et le lendemain voit le malade avec M. Adolphe Richard. La réduction est facile. Un appareil de Scultet est appliqué, mais au bout de six semaines il n'y a absolument pas de consolidation. Dans l'hypothèse que ce défaut de consolidation pouvait être attribué à une coaptation imparfaite, on applique la pointe de Malgaigne pour agir spécialement sur le fragment supérieur. Un nouvel appareil est appliqué et au bout de six semaines encore, même insuccès que la première fois. On examine alors plus attentivement l'os fracturé, on y constate l'existence d'une hyperostose ancienne et des questions adressées au malade il résulte que *trente ans* auparavant, il avait contracté la syphilis. Il avait été à cette époque soigné par M. Ricord, s'était cru complètement guéri et ne s'était soumis dès lors à aucun traitement.

En raison de ces renseignements, en même temps qu'on applique au malade un troisième appareil de Scultet, on lui administre l'iodure de potassium à haute dose. Le traitement est très exactement suivi pendant deux mois et au bout de ce laps de temps, lorsqu'on enlève l'appareil la consolidation est parfaite et l'hyperostose a disparu.

OBSERVATION LXI.

Retard de consolidation d'une fracture de jambe chez une syphilitique. Guérison par le sirop de Gibert.

(Observation communiquée par notre ami Hartmann.)

Mme J..., âgée de 46 ans, entre le 13 septembre 1883 dans le service de M. Terrier, à l'hôpital Bichat, salle Chassaignac, n° 9. Cette femme vient de faire une chute de voiture. A son entrée on constate : une plaie à large lambeau du cuir chevelu, une fracture de l'extrémité inférieure du radius droit et une fracture de jambe siégeant à l'union du tiers moyen avec le tiers inférieur, petite plaie au niveau. La plaie à lambeau est suturée dans sa totalité avec drain à la base des deux côtés. La fracture du radius est réduite et immobilisée dans un appareil plâtré. La fracture de jambe de même; quant à la petite plaie, l'occlusion en est faite à l'aide d'une épingle et d'un fil en 8 de chiffre. Gaze phéniquée.

Vingt jours plus tard on enlève le plâtre d'avant-bras; le radius est consolidé. La plaie du cuir chevelu s'est réunie par première intention vraie (superficielle et profonde).

28 octobre. Levée de l'appareil plâtré de la jambe. Encore de la mobilité et de la douleur. On met un appareil silicaté, qu'on enlève le 8 décembre.

A cette époque il y a toujours de la mobilité. Deuxième appareil plâtré.

On lève cet appareil le 20 janvier; à cette époque, c'est-à-dire plus de quatre mois après la fracture, il y a de la mobilité. Cherchant alors quelle pouvait être la cause de ce retard de consolidation, M. Terrier apprit que la malade avait été traitée il y a trois ans, pour des accidents syphilitiques, par M.Lailler, fait confirmé par les renseignements que nous a communiqués ce dernier. Il prescrivit alors deux cuillerées de sirop de Gibert par jour, en même temps que l'application d'un nouvel appareil plâtré.

13 février. La mobilité avait diminué et le 15 mars la malade put commencer à marcher sans appareil.

30 mai. Exeat.

Quant au fait suivant, dont je viens d'être témoin, on ne peut en tirer de conclusion absolue. Le défaut de consolidation n'est constaté que depuis quelques jours, et c'est seulement depuis ce temps que le malade prend de l'iodure de potassium. Mais tout permet de penser que le résultat sera rapidement favorable.

OBSERVATION LXII.

Fracture en V du tibia droit chez un syphilitique tertiaire. Pas de manifestations actuelles. Retard de la consolidation. Traitement par l'iodure de potassium.

(Observation personnelle.)

Le nommé Courché (Nicolas), âgé de 32 ans, journalier, entre le 28 avril 1884 à l'hôpital Saint-Louis, dans le service de M. Péan.

Cet homme, couché au n° 18 de la salle Nélaton, raconte qu'une roue de voiture a passé sur sa jambe droite. On constate à l'union du tiers moyen de la jambe droite avec son tiers inférieur une saillie en forme de V que fait le fragment supérieur de la fracture. La pointe du V est tournée en bas et menace de perforer la peau ; il n'y a pourtant pas de plaie.

L'homme porteur de cette fracture est grand, robuste et paraît jouir d'une bonne santé ; il est alcoolique et en l'interrogeant sur ses antécédents et sur l'existence de cicatrices arrondies, blanches, déprimées, que nous trouvons sur le tronc et les membres inférieurs, il raconte qu'il a eu un chancre il y a douze ans, considéré comme syphilitique par les médecins du Midi.

Les accidents secondaires ont été de courte durée (un peu d'alopécie, quelque plaques muqueuses buccales) ; aussi le malade a suivi à peine un mois un traitement mercuriel. Il y a cinq ans, il a eu des boutons (?), qui ont laissé les cicatrices que nous avons trouvé sur le corps. A cette époque il prit pendant quelque temps (à peu près six semaines) de l'iodure de potassium ; les accidents disparurent et depuis lors il n'a eu aucune manifestation syphilitique.

Quoi qu'il en soit, dès son entrée, le malade est placé dans un appareil plâtré ; aussi le gonflement du membre est peu considérable, mais le déplacement en avant du tibia s'étant reproduit au bout de quelques jours, l'appareil plâtré est enlevé. On applique des bandelettes de diachylon formant une anse sous la plante du pied et on met un appareil de Scultet ; un poids de 3 kilogrammes est fixé par une corde à l'anse des bandelettes de diachylon.

Sous l'influence de cette traction continue, le déplacement se corrige, et le 18 mai, c'est-à-dire vingt jours après l'entrée du malade, on peut appliquer un nouvel appareil plâtré qui maintient bien réduite la fracture.

7 juin. Le malade est envoyé avec cet appareil à Vincennes ; il en revient le 28 suivant. L'appareil est enlevé et, quoique la fracture date de deux mois, on constate qu'il existe un cal gros, douloureux, fibreux, nullement solide.

Aussi un nouvel appareil (appareil silicaté) est immédiatement appliqué et on donne au malade à prendre tous les jours 4 grammes d'iodure de potassium.

Pour clore la série des observations inédites, voici un fait dû à notre ami Hartmann. La fracture a peut-être bien été précédée par une lésion osseuse, car le traumatisme n'a pas été bien intense. Il a été cependant suffisant pour avoir pu agir indépendamment de toute lésion de l'os. C'est une de ces fractures dont l'étiologie est obscure, ainsi qu'il est aisé de s'en rendre compte. La limite n'est pas toujours nette entre les fractures spontanées et les fractures traumatiques proprement dites.

OBSERVATION LXIII.

Fracture de jambe. Retard de consolidation. Périostose syphilitique. Guérison par le sirop de Gibert.

(Observation communiquée par notre ami Hartmann.)

Jille, 30 ans, terrassier, entre le 15 février dans le service de M. Terrier, à l'hôpital Bichat, salle Jarjavay, lit n° 27, pour une fracture de la jambe gauche, siégeant un peu au-dessous de la partie moyenne, sans déplacement, mais avec mobilité, crépitation, douleur localisée, tuméfaction à ce niveau, survenue à la suite du choc d'une motte de terre qui a roulé sur la jambe.

Il y a trois ans et demi, ce malade a eu un chancre de la verge, suivi de roséole et de plaques muqueuses. Depuis un an il porte sur les membres inférieurs de petites ulcérations ecthymateuses spécifiques.

Appareil plâtré.

2 avril. La fracture n'est pas consolidée. Nouvel appareil plâtré.

Le 18. La consolidation reste incomplète. On donne au malade deux cuillerées de sirop de Gibert par jour.

1er mai. La fracture est consolidée.

Si maintenant nous cherchons dans les auteurs des observations semblables à celles que nous venons de rapporter, nous trouvons les suivantes. Elles se passent de commentaires :

OBSERVATION LXIV.

(Durand. Th. cité, p. 14.)

Jeune homme, dont la fracture n'a commencé à se réunir qu'après l'administration du mercure. C'était un gymnaste de profession, qui en tombant s'était cassé la jambe. Il avait eu, trois ans auparavant, un chancre et une éruption secondaire bénigne.

Au bout de trente jours de traitement le cal ne se formait pas. M. Ollier institue un traitement antisyphilitique.

Après vingt jours, la consolidation, qui jusque-là n'avait fait aucun progrès, s'effectua sans accident.

OBSERVATION LXV.

Fracture de jambe. Syphilis en voie d'évolution. Pas de réunion au bout de six semaines. Adminstration de mercure. Guérison, par William Bonsfield Page.

(In medico-chirurgical Transactions, 1848, 2e série, t. XXXI, p. 145.)

James E... entre le 30 octobre 1846 pour une fracture oblique des os de la jambe sans grand déplacement. Le membre fut placé dans l'appareil habituel.

Six semaines après il n'y avait pas trace de consolidation et pendant tout ce temps le malade s'était plaint de douleurs nocturnes violentes dans le membre. En le questionnant avec soin, on apprit alors que plusieurs mois auparavant il avait subi pour un chancre un traitement mercuriel. Actuellement il était porteur d'une angine et d'une éruption caractéristique de syphilis constitutionnelle. La cause probable de la non-réunion apparaissait donc de la façon la plus nette.

Le mercure fut alors administré; les douleurs cessèrent, le cal se forma, et au début de février il était suffisant pour permettre au malade de quitter l'hôpital.

OBSERVATION LXVI.

Fracture de l'humérus. Syphilis en voie d'évolution. Retard de consolidation Traitement mercuriel. Guérison.

(Folinea. Loc. cit., p. 679.)

Lucie Pirone, 31 ans, paysanne, de très bonne constitution, fut reçue à notre hôpital, le 22 janvier 1876, pour fracture du tiers inférieur de l'humérus droit.

La malade nous raconte qu'un an auparavant elle avait été affectée d'écoulement utéro-vaginal et d'un ulcère à la grande lèvre droite. Guérie des deux lésions après six mois, elle commence à sentir des douleurs à la bouche et aux parties génitales. Un médecin la cautérisa

(1) Nous devons ce volume à l'obligeance d'un de nos collègues, il manque dans la collection que possède la Faculté.

avec le nitrate d'argent et prescrivit sur les parties génitales des lotions avec une eau blanche dont elle ne peut préciser le nom.

Dans l'espace d'un mois et demi elle guérit ; peu de temps avant elle avait remarqué des pustules sur son corps, mais à cause du peu d'ennui qu'elle en éprouvait, elle crut opportun de ne pas y porter remède. Ces pustules allaient en se desséchant, lorsqu'elle tomba d'un char et se fractura l'humérus.

Sur la peau, on observait des pustules d'acné, mais non disséminées et en voie de guérison. Nous appliquâmes un appareil amavo-inamovible en plâtre et le malade partit deux jours après.

Au bout de trente-cinq jours, alors qu'elle revint à l'hôpital pour se faire enlever l'appareil, nous trouvâmes une éruption bien nette de syphilides pustuleuses, mais cette fois abondantes et disséminées.

L'appareil enlevé, nous pûmes constater que l'os n'était pas consolidé, et que les fragments jouissaient d'une certaine mobilité.

Nous crûmes alors que la syphilis pouvait être la cause de ce défaut de guérison, et nous conseillâmes à la patiente de faire remettre l'appareil, tandis qu'à l'intérieur elle serait soumise au traitement par le sublimé corrosif.

La malade accepta docilement nos conseils, et nous la renvoyâmes en province au bout d'un mois. Les syphilides cutanées et la fracture étaient alors guéries.

Voilà donc des faits nombreux qui démontrent que les retards de consolidation, et par conséquent, si on n'y prend garde, les pseudarthroses sont un résultat assez fréquent de la syphilis, lorsque cette diathèse en est à la période tertiaire. Par quel processus s'exerce cette influence ? Comme le dit Bérenger-Féraud, dans un passage précédemment cité, deux modes d'action sont possibles : ou bien cela dépend de la cachexie où la vérole a plongé le sujet ; ou bien, et cela est probablement le plus fréquent, le foyer traumatique est le siège d'une néoplasie gommeuse. Duesterhoff (1) admet la possibilité de ces deux

(1) Duesterhoff. Influence de la syphilis constitutionnelle sur le cours des plaies de guerre. Centralbl. med., 1878, p. 799. Zangeabeck. Arch. XXII, p. 675 et 901.

modes d'action. D'autres soutiennent que l'influence est presque toujours, sinon toujours, locale. Cette opinion, aujourd'hui assez en faveur, cadrant bien avec les doctrines générales de M. Verneuil sur les manifestations traumatiques des diathèses, est, au reste, loin d'être récente, et dès 1841, Depauew (1) l'admettait. Il est vrai qu'il ajoute : « La carie précède presque toujours la fracture, en sorte qu'elle s'oppose plus souvent à la formation du cal qu'elle ne le ramollit », et qu'il n'a guère en vue que les fractures spontanées.

L'existence de lésions d'ostéo-périostite au niveau d'une fracture chez un syphilitique n'est pas aisée à constater anatomiquement, car lorsque le sujet survit assez au traumatisme pour qu'il puisse se produire des lésions spécifiques, il ne succombe ordinairement pas ; et lorsque ultérieurement un autre médecin trouve la pièce accidentellement, il n'a pas le commémoratif étiologique qui démontre l'origine traumatique de la lésion.

C'est ce que l'on peut dire de l'autopsie pratiquée par Hanns Chiari et dont voici le résumé :

OBSERVATION LXVII.

(Hanns Chiari. Vjahrsch. f. Dermat. u. Syph., 1882, IX, p. 389.)

Femme, 38 ans. Syphilis datant de plusieurs années. Cicatrices de la peau et du foie. *A l'humérus droit, fracture ancienne guérie.* L'os à ce niveau est complètement sclérosé, le canal médullaire obturé par du tissu osseux, petit foyer long de 272 centimètres, remplissant le canal médullaire, à centre caséeux, de consistance élastique molle; 5 centimètres plus bas, un autre foyer gros comme une noisette. L'os à ce niveau est inégal, avec bosselure et dépression. Les foyers sont formés, au microscope, de tissu conjonctif, riche en cellules avec caséification

(2) Aug. Depauew. Des causes de ramollissement du cal. Th. Paris, 1841, n° 238, p. 54.

centrale, moelle voisine congestionnée, avec infiltration de petites cellules adipeuses et pigmentaires. Dans les foyers, les trabécules osseux sont atrophiés.

(Dans quatre cas d'ostéomyélite gommeuse examinés par l'auteur les lésions étaient semblables ; mais il n'y avait pas de fracture.)

Mais on peut avoir des pièces provenant d'un membre amputé précédemment pour pseudarthrose d'origine syphilitique. Cette opération est rarement pratiquée, il est vrai ; mais depuis qu'Arnott (obs. XLVI) y a eu recours dans un cas où il y avait une lésion osseuse préalable, d'autres chirurgiens l'ont faite pour des pseudarthroses de cause traumatique. Ainsi, des lésions d'ostéopériostite ont été relatées par Dupuy (1) à propos d'une fracture du 1/3 inférieur du fémur chez un syphilitique. La consolidation n'ayant pas lieu, l'amputation fut pratiquée. L'os était atteint d'ostéo-périostite. La suppuration était abondante. Le présentateur demande si on jugeait l'amputation indiquée. S'il y avait suppuration modérée, répondit Chassaignac, il fallait réséquer les fragments.

Le traitement local n'a pas souvent été essayé dans les cas où la nature syphilitique a été reconnue à temps. Mais dans un fait de M. Verneuil, la vérole antérieure est bien possible, et étant donné le résultat médiocre de l'intervention locale, elle devient bien probable, malgré la bonne consolidation d'une fracture de cuisse concomitante.

OBSERVATION LXVIII.

(Soc. chir., 1856-57, 1re série, t. III, p. 519.)

(Discussion résumée.)

M. Richet présente un homme qui, deux ans auparavant, avait eu une fracture de l'avant-bras. Un appareil lui fut posé pendant près

(1) Soc. an., 1871, p. 352.

d'un an dans le service de Boyer. M. Verneuil, chargé ensuite du service, trouva une pseudarthrose; fit la résection des deux os et obtint la consolidation. Puis, dans un effort, la fracture se reproduisit, un an après. Donc, dit M. Richet, « il y a dans la constitution du malade quelque cause qui d'abord avait empêché la formation du cal, et plus tard a amené sa dissolution. » Verneuil n'admit pas cette opinion parce que le malade s'était fait en même temps une fracture de cuisse qui s'était parfaitement consolidée. Mais, sur la demande de Guersant, il dit « que le malade avait eu plusieurs fois des accidents vénériens. »

Le traitement local a encore été prédominant sur une malade de Earle, et il est bien évident que cela a été au détriment de la patiente.

OBSERVATION LXIX.

Syphilis. Fracture spontanée de l'humérus. Traitement mercuriel insuffisant. Pseudarthrose. Avivement des fragments. Insuccès, par H. Earle. Extrait des Transactions médico-chirurgicales de Londres, vol. XII, traduit de l'anglais, par Ch. Th. Maunoir, in Mélanges de chirurgie étrangère. Genève et Paris, 1824, t. I, p. 384.

Marie Parker avait vécu en grande intimité, pendant cinq ans, avec un homme, qui, durant tout ce temps, avait été tourmenté d'une maladie des os, que l'on regardait comme une syphilis, et pour le traitement de laquelle feu sir C. Blike lui administra une grande quantité de mercure, à l'hôpital Saint-Barthélemy, où il finit ses jours, ayant perdu les os palatins et les os propres du nez. Pendant cette cohabitation, elle mit au monde un enfant qui mourut à l'âge de 16 mois, atteint d'une affection des os du bras. Peu après la mort de son enfant, Marie Barker eut une maladie du péricrâne; il se forma un abcès entre l'œil droit et le plancher de l'orbite; environ à cette même époque, la clavicule et l'humérus du côté droit furent aussi atteints de douleurs très vives. Cependant elle n'avait point eu auparavant d'affection syphilitique primitive. Sir C. Blike trouva convenable de lui administrer un traitement mercuriel, et il l'envoya ensuite aux bains de mer. En 1811, pendant qu'elle était à Brighton pour se rétablir des effets de la salivation, son humérus se fractura, trois pouces au-dessus du coude au moment où elle voulait lever une théière.

La douleur causée par cet accident fut légère, et quoique la malade eût été fort bien soignée par un chirurgien de Brighton, la consolida-

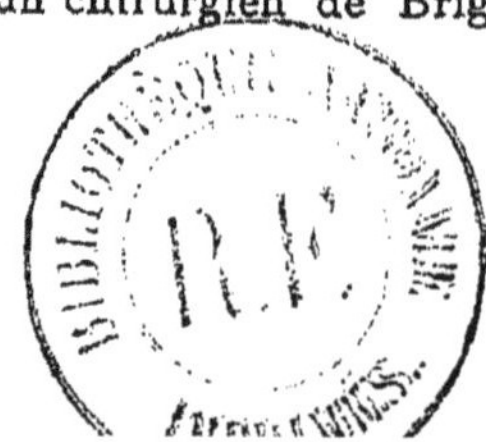

tion de l'os ne se fit point. Sir C. Blike eut l'occasion de la voir à cette époque.

Depuis, la santé de cette femme déclina sensiblement, les os des autres extrémités s'altérèrent aussi ; elle fut de nouveau soumise à divers traitements mercuriels, soit chez elle, soit dans les hôpitaux de Middlesex et de Saint-Barthélemy, mais elle n'en retira aucun soulagement à ses souffrances. En septembre 1820, elle s'adressa à moi; tous les os cylindriques du corps étaient alors malades, chargés d'un dépôt de matière osseuse, avec inflammation et ramollissement du périoste.

La santé générale était déplorable, elle avait été détruite par la violence des douleurs, qui ne permettaient pas à la malade de jouir d'aucun repos pendant la nuit. Le bras fracturé était moins tuméfié et moins douloureux que les autres parties, et la fracture était tout à fait mobile, par suite de l'usage qu'elle avait fait de son bras, en travaillant à l'aiguille.

Il se courbait presque dès que le corps se contractait, et quelquefois elle souffrait beaucoup de la compression du nerf cubital.

On lui prescrivit une forte décoction de salsepareille, avec de très petites doses d'oxymuriate de mercure ; on ouvrit un cautère à la jambe, qui lui procura un tel soulagement, qu'elle voulut absolument s'en faire établir à la cuisse et au bras, et qu'elle s'en trouva très bien. En suivant ce traitement, et en assujettissant la malade à une diète sévére, sa santé se rétablit graduellement.

Les douleurs ostéocopes, la tuméfaction du périoste se dissipèrent, et l'embonpoint reparut ; après avoir suivi ce traitement pendant neuf mois, elle sortit de l'hôpital en mai 1821, jouissant d'une santé meilleure que depuis plusieurs années. Deux mois après, elle fut atteinte d'une pleurésie intense, pour laquelle il fallut lui tirer beaucoup de sang; cette maladie ne changea rien à l'ancienne affection des os dont elle était guérie. Ayant eu depuis l'occasion de la voir plusieurs fois, j'ai pu m'assurer qu'il n'y avait point de rechute et que la santé était très bonne.

Aussi était-elle très désireuse de récupérer l'usage du bras ; toute action morbide paraissant avoir cessé, je crus devoir la soumettre à une opération semblable à celle que j'ai détaillée, quoique je n'eusse pas de grandes espérances de succès.

En incisant la partie externe du bras, je trouvai la portion supérieure de l'humérus remarquablement petite, il y avait un intervalle considérable entre les deux fragments, la surface de l'inférieur rapprochée de l'articulation était beaucoup plus large, et ne correspondait nullement avec celle supérieure. Il me parut que l'os avait été absorbé dans une étendue de plus d'un pouce. La profondeur de la plaie était notable, en raison de l'embonpoint de la malade. La proximité de parties importantes à ménager nécessita de grandes précautions pendant l'opération, on enleva la substance intermédiaire formée entre les deux os, et leurs deux surfaces furent ratissées avec un bistouri très fort, ensuite on appliqua la potasse caustique aussi largement qu'on put le faire, sans atteindre les parties voisines, les surfaces osseuses paraissaient détruites et étaient noires. Le membre reprit de la rectitude après l'opération, et dès le lendemain l'extension fut portée jusqu'à donner au bras sa longueur naturelle. Je fixai le bras et l'avant-bras au corps au moyen d'attelles, dont l'une, mobile, pouvait s'ouvrir sur le côté en regard de la plaie, de manière à permettre les pansements sans mouvoir le bras. La douleur fut presque nulle après l'opération, et la santé n'en fut nullement troublée. Les granulations se développèrent convenablement, la plaie se cicatrisa sans qu'on vit paraître aucune exfoliation. Le bras demeura dix semaines dans cette position, mais au bou de ce terme on se convainquit qu'il ne s'était fait aucun travail de consolidation, il n'y avait aucun gonflement, aucun dépôt de matière osseuse entre les fragments, et le bras conservait autant de mobilité qu'avant l'opération.

J'étais d'abord disposé à croire que le non-succès de ce cas dépendait, en partie, du grand intervalle qui se trouvait entre les os, et que s'ils eussent été maintenus plus rapprochés, le résultat de l'opération eût été plus favorable; mais en y réfléchissant bien, j'ai lieu d'en douter, puisqu'il ne s'est pas fait le moindre travail de réparation.

Presque tous les faits que nous avons passés en revue, tant pour les fractures spontanées que pour les fractures traumatiques, démontrent l'efficacité du traitement général antisyphilitique. Sans doute, en l'absence de toute médication spécifique, on peut voir des guérisons; Duerterhoff (loc. cit.) nous dit que la consolidation généralement est seulement ralentie. Les observations sont peu nombreuses pour établir ce point, car peu de chirurgiens resteront inactifs en présence d'un sujet syphilitique chez lequel une fracture ne se consolide pas. Au bout du temps ordinaire, quand on lève l'appareil et qu'on constate la mobilité anormale, ils prescriront le traitement antisyphilitique, et nos observations antérieures démontrent que cette conduite est sage. M. Desprès, cependant ne s'y rallie pas ; une observation de lui en fait foi. Il est vrai que le résultat, tout en finissant par être bon, n'a pas été des plus brillants. Le parallèle est facile à établir après avoir lu la relation que voici :

OBSERVATION LXX.

Fracture traumatique du bras. Syphilis avec manifestations actuelles. Pas de traitement antisyphilitique. Guérison obtenue en six mois.

(A. Desprès. Chirurgie journalière, p. 71.)

Le nommé Hanon (Jean), âgé de 51 ans, charcutier, entre à l'hôpital Cochin, le 21 octobre 1875, baraque n° 3 ; la veille il avait été renversé par une voiture et s'était cassé le bras.

22 octobre. Nous constatons une fracture du tiers moyen du bras gauche. Le malade avait en outre sur l'abdomen et la poitrine une éruption de syphilis tuberculeuse disséminée très caractérisée; il y avait des poussées récentes à côté de poussées anciennes. (Le malade avait eu vingt ans auparavant un chancre traité à l'hôpital du Midi par le mercure.) Nous nous trouvons donc en présence d'un de ces cas de fracture chez un syphilitique, fracture dont le cal est singulièrement retardé, en vertu de cette grande loi de la pathologie que toute diathèse entrave les phénomènes de la réparation normale des tissus, habituelle chez les sujets sains. Nous nous attendions à devoir contenir la fracture pendant longtemps.

Le bandage de corps a été appliqué et le malade se levait avec son bandage sans éprouver de gène ni de douleurs. Il était remarquable, en effet, que chez ce syphilitique il y avait à peine de douleurs.

La consolidation n'a commencé que le 3 décembre; les os étaient à ce moment réunis par un cal élastique qui se pliait facilement, mais il y avait une union des deux fragments. Je ne craignais pas une pseudarthrose, mais comme le malade commençait à se servir un peu de sa main et comme il y avait un degré d'incurvation du bras en arrière, je fis placer un bandage de corps plus large qui remontait jusqu'à l'insertion deltoïdiennne.

Durant tout ce temps, nous assistions à des poussées successives des tubercules. Pour tout traitement le malade prenait du fer et du quinquina en poudre à l'intérieur.

12 décembre. Le cal parait plus solide, le bras est redressé.

1er janvier 1876. Le cal est solide et le bras est presque droit, le cal est peu volumineux.

Le 2. Le malade est atteint d'érysipèle de la face, survenu après un coryza et un érythème des narines ; l'érysipèle s'étendit à la face et au cuir chevelu, et fut compliqué d'adénites cervicales qui nécessitèrent une série d'incisions.

Le malade guérit, il sortit de l'hôpital le 15 avril 1876.

Les syphilides avaient disparu ; le bras était solide et sans raideur de l'articulation du coude. Le malade a bien guéri et sauf une légère incurvation de l'humérus à concavité antérieure le bras a la forme à peu près normale.

Donc il faut suivre le sage précepte de Nélaton : « Quand la consolidation ne se fait pas, il faut rechercher la cause de ce retard et la combattre si cela est en notre pouvoir. On a vu plusieurs fois une consolidation qui tardait à se faire chez des syphilitiques atteints de syphilis constitutionnelle, être obtenue promptement après l'usage d'un traitement antisyphilitique. » Faute de cela, au lieu d'avoir la chance relative d'en être quitte, comme le malade de M. Desprès, pour six mois d'immobilisation, le sujet risque fort d'avoir une véritable pseudarthrose. Témoin le fait suivant :

OBSERVATION LXXI.

(Bottcher. Vermischt med. chir. Schrift, 1791. Citée par Gurlt, p. 622; par Puel, p. 71. D'après Bérenger-Féraud, p. 649, 4e série. Av.-bras, obs. 3.)

Malade syphilitique ayant une pseudarthrose de l'avant-bras consécutive à une fracture et pouvant porter un seau avec le membre malade.

C'est, sans contredit une consolation que de pouvoir porter un seau, mais le sujet devait la trouver minime.

On objectera à cela que souvent le premier médecin ayant laissé la syphilis passer inaperçue, celui qui la reconnaît arrive à un moment de l'âge de la pseudarthrose, où le traitement mercuriel ou ioduré pourrait bien rester impuissant. Sans prétendre que l'ancienneté n'est pas une cause d'échec, il ne faut pas en exagérer l'influence et voici 3 observations où on voit la consolidation survenir avec une rapidité qui est en raison inverse du temps au bout duquel le traitement des hydrargyriques a été mis en usage.

OBSERVATION LXXII.

Arnott. The Lancet 1839-1840. t. II, p. 382. (D'après Bérenger-Féraud. Fr. non consol, p. 566 2e série, jambe, obs. 2.)

Un matelot avait depuis un mois environ une pseudarthrose de la jambe. On s'aperçut d'antécédents syphilitiques, le mercure est prescrit. La consolidation survient avant la salivation.

OBSERVATION LXXIII.

(Wutzer. In Otto Weber chir. Erfahrung, Berlin, 1859, p. 83 et Gurlt, p. 600. D'après Bérenger-Féraud. p. 562, obs. 247.)

Jeune homme de 28 ans. Constitution robuste.

Fracture de cuisse non consolidée depuis 82 jours. Le malade avait la syphilis. Traitement mercuriel pendant 32 jours. Guérison.

OBSERVATION LXXIV.

Retard de consolidation de fracture dû à la syphilis, par Arthur H. Nichols In recent proceedings of the Roxbury medical society.

(Boston med. and surg. journ., 13 avril 1876, t. XCIV, p. 424.)

Malade de 39 ans, officier de cavalerie, d'une apparence physique excellente avec un système musculaire bien développé. Au mois de février 1874, cet homme est tombé et s'est fracturé le tibia à 2 pouces et demi au-dessus des malléoles. La fracture fut réduite et contenue par les procédés habituels. Cinq mois après, on n'avait obtenu qu'une union cartilagineuse imparfaite ; et quoique la mobilité ne fût pas telle qu'on pût nier toute production osseuse, le siège de la fracture était néanmoins indiqué par une dépression au niveau du cal et une certaine flexibilité de la jambe en ce point. On ne trouvait pas dans ce cas les causes habituelles des pseudarthroses, la fracture n'était pas compliquée, n'avaitpas été produite par un de ces broiements où la vitalité de l'os est diminuée. Il n'y avait rien dans l'âge ou l'apparence extérieure qui pût en apparence gêner la consolidation. On ne pouvait invoquer un défaut de nutrition par lésion artérielle, par compression du bandage. Mais en recherchant les antécédents, on trouvait une syphilis certaine. Environ cinq ans auparavant, le malade avait eu un chancre induré, suivi d'angine spécifique, d'engorgement glandulaire du cou et de chute des cheveux. Il fut traité convenablement et deux ans plus tard se maria. Sa femme eut trois enfants venus à terme, mais morts syphilitiques au bout de quelques jours; elle présenta elle-même des symptômes nets de syphilis. En présence de ces faits, il sembla rationnel de conclure que la nutrition du membre avait été défavorablement influencée par suite d'une altération morbide au niveau de la fracture; cette altération aurait entraîné la production d'une substance molle et flexible, au lieu de la structure compacte normale, comme cela a lieu dans la phthisie ou pendant la grossesse. Le traitement antisyphilitique fut adopté en même temps que des bains salés et l'exercice du cheval. Deux mois après une amélioration nette était perceptible et au bout de six mois, la consolidation était parfaite.

On a même prétendu que le mercure, en sa qualité d'altérant, donnait des succès dans le traitement des pseudarthroses en général.

Malgaigne (1) sans parler des cas où il y a syphilis antécédente « comme on en trouve des exemples dans Ravaton et dans Swediaur », nous apprend que Fleury (du Val-de-Grâce) prescrivait le mercure jusqu'à salivation dans tous les cas de non consolidation. Il nous apprend que, suivant Norris, en 1830, Stephen Hammick le préconisait; mais il omet de nous dire que le malade de cet auteur avait la syphilis :

(1) Malgaigne, Loc. cit., t. I, p. 804.

OBSERVATION LXXV.

(H. Hammick. Practicalremarks on amputations, fractures, etc., p. 118. Gurlt, p. 638. D'après Bérenger-Féraud, p. 578, obs. 102.)

Matelot. Fracture de jambe datant de dix-sept semaines. *Syphilis*, Traitement mercuriel et salivation. Guérison.

Il en est probablement de même pour un des deux succès attribués à Colles (de Dublin).

OBSERVATION LXXVI.

Colles Cité par Fuel, p. 79. (D'après Gurlt, p. 638.)

Femme de 28 ans, robuste. Pseudarthrose de l'humérus partie moyenne. Traitée sans succès par divers procédés pendant six mois. Quatre semaines après avoir retiré le séton, on prescrit le mercure trois ois par jour jusqu'à salivation. En même temps un brassard de cuir est appliqué au niveau de la pseudarthrose. Un mois après la guérison est obtenue.

D'après Gurlt, le brassard a eu plus d'action que le traitement interne et cela d'autant plus, dit-il, « que trois mois après la guérison, la même malade se fractura le bras au-dessous de la première fracture et guérit dans le temps ordinaire avec l'application du même appareil.

Je n'ai pas pu me reporter à l'observation originale de Colles, mais je serais fort tenté d'admettre que cette femme était syphilitique. La seconde fracture est suspecte et dès lors l'action du traitement mercuriel se conçoit de reste.

Ainsi, la seule observation où aucun symptôme ne permet de soupçonner la syphilis, est celle de B. Cooper.

OBSERVATION LXXVII.

B. Cooper. Guys hos., report., 1837, p. 399. D'après Malgaigne, t. I, p. 304. Bérenger-Féraud. Pièces justificatives, p. 610, 3e série. Humérus, obs. 82.

B. Cooper a rapporté l'histoire d'une femme de 28 ans, portant depuis dix mois une fracture de l'humérus, *inutilement* traitée par la compression, le séton, l'appareil albuminé, en plâtre, et qui se consolida en un mois sous l'influence de la salivation mercurielle.

Cette guérison rapide d'une pseudarthrose rebelle depuis six mois autorise presque à penser, vu la rareté du fait en dehors de la syphilis et de sa fréquence dans la syphilis, qu'il s'agit d'une vérole méconnue. C'est vers cette opinion que penche Puel. Il s'exprime dans les termes suivants (p. 79) :

La difficulté qu'on a le plus souvent pour constater des manifestations syphilitiques sur les sujets des observations, nous impose la plus grande réserve à l'égard de ces prétendus exemples donnés comme concluants. »

Mais, pour rester fidèle à ses habitudes, Puel nous dit (p. 80) : « Arnott et Ch. Hawkin n'ont jamais vu échouer cette médication », alors que d'après Malgaigne « Arnott et Ch. Hawkin l'ont essayée infructueusement ». Je ne connais pas le fait de Ch. Hawkin ; mais celui d'Arnott est un insuccès quoiqu'il se rapporte probablement à la syphilis.

Le traitement antisyphilitique quoique généralement merveilleux, peut en effet échouer dans certaines circonstances quoique la syphilis soit avérée. Quelquefois l'échec ne sera que relatif :

OBSERVATION LXXVIII.

Syphilis tertiaire. Fracture de jambe. Retard de consolidation malgré le traitement.

(Observation résumée, communiquée par notre excellent collègue Walther.)

Homme de 35 ans, entre dans le service de M. Duplay à Lariboisière pour une fracture traumatique oblique du tibia. Cet homme, syphilitique tertiaire, portait sur l'autre jambe une hyperostose du tibia. La consolidation ne s'est faite qu'au bout de quatre mois, bien que dès la première semaine qui a suivi son entrée, le malade ait été mis à l'iodure de potassium (0,50 centigr., 1 gr., 2 gr., 3 gr., par jour).

Ailleurs, ce sera un insuccès complet (1), tout comme dans le fait d'Arnott (obs. XLVI).

OBSERVATION LXXIX.

Non-consolidation d'une fracture de l'avant-bras chez un syphilitique.

Par Condie. In George W. Norris. De la non-consolidation des fractures, ses causes et son traitement.

(American Journal of the medical science, janv. 1842, t. III, p. 21.)

Le 28 août 1828, J. Rowen, âgé de 28 ans, se fracture les os de l'avant-bras gauche à la suite d'une chute. Quelques heures après l'accident, la fracture était réduite et contenue par des attelles.

C'était un malade de mœurs dissolues, traité dapuis l'âge de 21 ans dans différents hôpitaux pour des accidents syphilitiques, Au moment de son accident, il avait des ulcérations dans la gorge et des gommes sous-cutanées. On prescrivit *the lisbon diet drink* et un régime fortifiant ainsi que de l'exercice au grand air. Le 30 septembre, il n'y avait aucune trace de consolidation. Le 22 novembre, on revit encore le malade, il n'y avait aucune réunion.

OBSERVATION LXXX.

Syphilis invétérée. Fractures multiples, spontanées. Inefficacité du traitemen antisyphilitique.

(Paul. Th. Paris, 1867, p. 43.)

Femme, 30 ans. Salle Saint-Maurice, n° 20 (Hôtel-Dieu, service de Jobert de Lamballe). — Pseudarthrose de la cuisse gauche. Le repos, les appareils pour immobiliser la pseudarthrose, les lotions excitantes n'eurent aucun résultat. Le traitement, commencé en juillet, fut continué jusqu'au mois d'octobre. A ce moment, en changeant de lit la malade, l'autre fémur se fractura sous l'influence de la cause la plus légère. Quelques jours plus tard, les deux avant-bras se fracturent également sous l'action d'une cause tout aussi insignifiante. Les accidents généraux surviennent : état typhoïde pendant huit jours, mort. L'autopsie n'ayant pas été faite, on comprend combien il est difficile de

(1) Cette opinion est fort vraisemblable par le fait de Condie, mais elle n'est pas à l'abri de toute contestation ; je fais en effet ici une hypothèse, car je ne connais pas The Lisbon diet drink, dont Condie fit usage.

nous prononcer sur la cause qui a pu amener ainsi cette fragilité osseuse. *La malade avait eu la syphilis.* A son entrée à l'hôpital, elle avait une exostose du tibia droit avec douleurs profondes. Les gencives témoignaient d'un traitement mercuriel antérieur et une alopécie confirmée augmentait encore notre certitude d'une syphilis osseuse constitutionnelle. Pendant toute la durée du traitement de la pseudarthose par l'immobilité, le traitement antisyphilitique ne fut pas discontinué et cependant la consolidation ne s'établit pas.

Peut-on trouver une interprétation à ces faits insolites ? Il est soutenable que dans les cas où la cachexie est la cause de la pseudarthrose, le traitement mercuriel doit céder le pas au traitement tonique. On n'a pas oublié l'observation de Delpech, si remarquable à cet égard. Peut-être une conduite semblable eût-elle guéri la malade de Puel; il faut reconnaître cependant que le sujet de Condie, outre sa potion (de nature incertaine), eut un régime fortifiant. Il y a donc là encore quelque obscurité. On en dira autant pour l'observation de Bourguet, et où, après échec d'un traitement spécifique, le succès couronna l'irritation directe du foyer de la fracture; le traitement local fut commencé une quinzaine de jours après la cessation de la médication hydrargyrique.

OBSERVATION LXXXI.

Pseudarthrose de la cuisse, datant de près de six mois, chez un syphilitique. Traitement mercuriel. Guérie par des injections irritantes.

(Bourguet, d'Aix. In Bull. Soc. chir., 28 janvier 1874, 3e série, t. III, p. 40.)

B..., camionneur, âgé de 34 ans, d'une bonne santé habituelle, conduisait son camion le 28 octobre 1872, lorsqu'une des roues lui passa sur la cuisse gauche.

Transporté à l'hôpital d'Aix, on constate une fracture de cuisse au tiers inférieur.

Réduction impossible. Double plan incliné.

2 novembre. Appareil de Scultet.

29 décembre. Pas de consolidation. Appareil dextriné. On apprend les antécédents syphilitiques du malade. Sirop de Boutigny.

1er février 1873. Même état du membre. Bandage dextriné.

19 mars. Suppression du traitement mercuriel.

3 avril. Même état du membre. Pas la moindre consolidation, raccourcissement de 8 à 9 centimètres. Appareil dextriné. Extension permanente. Des injections d'ammoniaque, puis de solution iodée sont faites au niveau de la fracture. Enfin le 25 novembre le malade est débarrassé de tout appareil et peut marcher avec une canne.

Mais malgré ces quelques observations, il ressort de l'étude à laquelle nous venons de nous livrer, qu'en présence d'une fracture qui ne se consolide pas, on doit songer à la syphilis et à la combattre. Durand (loc. cit.), après avoir passé en revue les causes des pseudarthroses, conclut avec justesse :

« De toutes les causes que nous venons d'étudier, aucune n'entraîne fatalement l'établissement d'une pseudarthrose. Mais, nous l'avons vu, il existe dans la science un assez bon nombre d'observations qui prouvent d'une manière évidente que chacune d'elles a pu, dans certains cas, retarder la formation du cal. Une seule, à notre avis, offre un intérêt pratique, qu'il importe au chirurgien de ne pas oublier. Quel inconvénient y a-t-il à ce que le chirurgien, en face d'une fracture coïncidant avec le scorbut ou le typhus, cas nécessairement fort rare, néglige l'influence de ces affections sur la soudure des fragments? Le traitement n'en serait pas modifié. Mais qu'il méconnaisse l'action de la vérole, et les syphilitiques ne sont malheureusement pas bien rares, il peut toujours voir la fracture résister au traitement local le mieux dirigé, accident qu'il évitera à peu près sûrement, si, se rappelant les observations assez nombreuses où la syphilis a entravée la réunion, il administre le mercure. »

Faut-il aller plus loin et dire que lorsqu'on se trouve en présence d'une fracture chez un syphilitique, il faut toujours faire marcher de pair le traitement local et le traitement général. Quoique l'action dissolvante du mercure sur le cal soit hypothétique, il serait exagéré d'appliquer à tous les cas la médication hydrargyrique. Les fractures se consolident normalement à la période secondaire par exemple; de même dans bon nombre de cas de syphilis tertiaire latente. Mais il faudra commencer immédiatement le traitement antisyphilitique quand il s'agira d'une fracture traumatique chez un syphilitique tertiaire en puissance d'accidents, de plus encore, s'il s'agit d'une fracture spontanée. Sigmund nous présente une série de six fractures traumatiques à consolidation normale, pendant un traitement hydrargyrique.

OBSERVATION LXXXII.

(C. Sigmund, de Vienne. Zeitschrift der K.-K. Gesellschaft der Aerzte Z. Wien. Neue Jolge Jahrg. 3, 1860, p. 433.)

(Cité par Gurlt. Op. cit. p. 601.)

L'auteur a observé six cas de fractures traumatiques chez des individus soumis au traitement mercuriel et dont la guérison s'est faite normalement, quoiqu'on ait continué les frictions mercurielles.

1° Homme de 17 ans, portant des gommes cutanées et des exostoses et qui depuis neuf jours était soumis à des frictions mercurielles, se fractura l'humérus gauche un peu au-dessous de l'articulation scapulo-humérale à la suite d'une chute et de coups. La consolidation se fit en trente-trois jours.

2° Homme de 22 ans, avec des syphilides papuleuses au dix-septième jour du traitement. Il se fractura le radius droit en tombant; la fracture fut consolidée au bout de vingt-trois jours.

3° Homme de 31 ans, en traitement depuis vingt et un jours pour des lésions de la muqueuse gingivale et pituitaire et pour des douleurs périodiques dans les os, se fractura le péroné gauche au tiers inférieur en sautant. La fracture guérit en vingt-six jours.

4° Un homme de 19 ans, avec des syphilides papuleuses groupées

CHAPITRE IV.

SYPHILIDES ET FRACTURES COMPLIQUÉES.

Jusqu'ici nous ne nous sommes occupé que des fractures fermées chez les syphilitiques. Nous avons vu que ces fractures surviennent, dans un certain nombre de cas, à la suite de causes si faibles qu'on a pu les considére comme des fractures en quelque sorte spontanées, attribuables à une véritable friabilité du tissu osseux, friabilité qui peut tenir à une lésion antérieure de l'os, nettement établie à ce niveau par l'observation du malade.

Nous avons vu de plus que si, dans nombre de cas, particulièrement dans ceux où la cause, relativement minime, de la fracture, avait attiré l'attention sur la possibilité d'une cause générale, diathésique, et où, par suite, un traitement rationnel aurait été institué, ces fractures guérissent dans les délais habituels, dans nombre de cas où l'attention n'a pas été appelée sur l'état général, le traumatisme paraissant suffisant à provoquer la rupture de l'os, un retard s'est produit dans le travail de la consolidation; quelquefois même il y a eu une pseudarthrose. Que se passe-t-il dans le cas de fracture compliquée?

Quelquefois la plaie ne paraît en rien modifiée par le fait de la syphilis antérieure. C'est ce qui est arrivé, par exemple, dans le cas que nous a communiqué notre ami Hartmann ; et cependant, dans ce cas, il y a eu retard dans le travail de reproduction du tissu osseux. Dans d'autres, au contraire, la plaie, au lieu de se cicatriser normalement, a pris les caractères d'une ulcération syphilitique.

Nous ne nous occupons pas, bien entendu, des ulcères syphilitiques antérieurs au traumatisme, résultant de l'action diathésique même, comme cela se rencontre dans quelques cas où le malade portait, soit isolément sur le membre fracturé, soit disséminées sur une certaine étendue de téguments, des éruptions spécifiques plus ou moins ulcéreuses. Nous n'entendons parler ici que des modifications produites par la syphilis dans l'évolution de la plaie par le traumatisme. Ces modifications d'une lésion traumatique quelconque ont déjà été étudiées, d'une façon générale, par M. Verneuil et par un de ses éleves, M. L.-H Petit; elles peuvent se rencontrer dans les plaies de fractures compliquées, et ce n'est là en quelque sorte qu'un point particulier de l'influence que la syphilis peut avoir sur la marche des plaies envisagées d'une façon générale. Aussi n'y insisterons-nous pas. Nous nous contenterons de rappeler ici les observations de Cazenave et H.-L. Petit, qui nous montrent, de la façon la plus nette, la syphilis se greffant sur une plaie de fracture, et lui imprimant des modifications telles que l'influence diathésique apparaissait de la façon la plus nette.

OBSERVATION LXXXIII.

Fracture compliquée. Consolidation. La plaie revêt les caractères d'une ulcération syphilitique.

(In Cazenave. Traité des syphilides ou maladies vénériennes de la peau. Paris 1843, p. 537, LXXIXe observation de l'ouvrage.)

Le nommé X... entre à l'hôpital Saint-Louis, dans le service de M. Jobert, mon collègue et ami, pour y être traité d'une fracture comminutive de deux os de la jambe droite, avec plaie siégeant au niveau de la jonction du tiers supérieur avec le tiers moyen. A l'aide d'un appareil convenable on put, à force de soins et de surveillance, éviter l'amputation et obtenir la consolidation; mais, malgré l'issue de nombreuses esquilles, le malade conserva une petite plaie rebelle, entretenue évidemment par la suppuration de quelque point nécrosé. Cette plaie avait à peine la largeur d'une pièce de cinq sous, quand le malade sortit sous prétexte d'aller se remettre à la campagne et en promettant de suivre un régime convenable. Mais il revint au bout de quelques temps, après avoir fait des excès en tous genres; la plaie était alors étendue comme une pièce de cinq francs, à fond grisâtre, à bords taillés à pic, et présentait enfin tous les caractères d'une ulcération syphilitique.

Ce fut alors que des questions adressées au malade firent découvrir qu'il avait éprouvé, une année auparavant, des symptômes primitifs pour lesquels il avait été régulièrement traité et dont il se croyait complètement guéri. On eut alors recours à l'emploi du protoiodure de mercure et le malade sortit guéri.

OBSERVATION LXXXV.

Fracture compliquée. Ulcération spécifique de la plaie. Cicatrisation par le traitement. Pas de consolidation de la fracture.

(Blanpain, d'après L.-H. Petit. Traumatisme et syphilis. Th. Paris, 1875, p. 41.)

Fracture de l'humérus à son tiers supérieur par coup de feu. Débridement des plaies d'entrée et de sortie. Extraction de nombreuses esquilles. Le membre est mis dans un appareil. Commencement de cicatrisation.

30 mars (deux mois après l'accident). Il ne reste plus que deux plaies, une en avant et une autre en arrière, mais la cicatrisation marche lentement. On applique trois attelles sur le bras, le membre est placé dans une écharpe et le malade commence à se lever.

5 avril et jours suivants. La plaie antérieure change d'aspect, le fond se creuse, les bords se renversent et prennent une teinte violacée. Les symptômes fournis par cet ulcère et les circonstances commémoratives font découvrir une syphilis invétérée.

Le 8. Les frictions de pommade mercurielle sont employées et, quoiqu'elles n'augmentent pas la sécrétion des glandes salivaire, les ulcérations se cicatrisent.

Vers la fin de juillet, six mois après avoir été blessé, le malade sort, guéri de sa blessure. Il a le bras droit raccourci de deux pouces. Les fragments de l'humérus se touchent sans être soudés. (Blanpain. Thèse Paris 1822, n° 169, p. 174.)

Dans ces deux observations, nous voyons une plaie qui tarde à se cicatriser et qui, soit spontanément, soit à la suite d'excès faits par le malade, prend un caractère ulcéreux avec des bords taillés à pic, un fond sanieux. Dans tous ces cas, il s'agissait de syphilitiques tertiaires, et les plaies se sont rapidement cicatrisées par le traitement.

Une particularité à noter encore à propos de l'évolution de ces plaies, c'est que les modifications qu'elles ont subies de la part de la diathèse ont été en quelque sorte tardives, comme si un certain temps avait été nécessaire pour que la syphilis, appelée en ce point par le traumatisme, apparût avec ses lésions caractéristiques. C'est, du reste, un point qu'avait déjà parfaitement remarqué M. le professeur Verneuil, à propos des modifications que la syphilis pouvait imprimer aux lésions opératoires, lorsqu'il disait : « Les premières phases du processus traumatique sont normales ; la détersion, la granulation, la suppuration, en un mot les actes préparatoires de la cicatrisation, s'accomplissent naturellement, et ce n'est qu'au bout d'un certain temps que les bourgeons charnus devenant malades à leur tour, le travail de réparation est arrêté (1). »

(1) Rev. mens. de méd. e de chir., 1879, t. III, p. 358.

CHAPITRE V.

INFLUENCE DE LA FRACTURE SUR LA SYPHILIS.

Nous n'avons pas trouvé d'observations de fractures provoquant l'apparition immédiate d'accidents spécifiques. Dans quelques cas, la plaie concomitante se modifie au bout d'un certain temps et prend les caractères d'une ulcération syphilitique, comme nous venons de le voir ; dans d'autres, il y peut-être une influence bilatérale et réciproque. C'est ainsi que dans l'observation de Wilson Steel (1) (obs. XXXVIII) que rapporte M. Verneuil dans son travail, la diathèse, prenant les devants, empêche le travail réparateur de la blessure et ne se révèle par aucun autre indice. Ne soupçonnant pas la vraie cause de la non-consolidation, le chirurgien intervient exclusivement dans le foyer traumatique, il blesse, il irrite, il inflamme vivement ce dernier ; alors la propathie s'émeut et se manifeste en plusieurs points d'une façon non équivoque (éruption érythématique généralisée, iritis). Toutefois, malgré la grande autorité de M. le professeur Verneuil en pareille matière, nous devons dire que ce fait ne nous a nullement convaincu, qu'on peut et même, qu'à notre avis, on doit regarder le fait de l'apparition d'une iritis et d'une éruption spécifique secondaire 14 jours après une intervention opératoire dans un foyer de fracture comme le résultat na-

(1) Nous disons Wilson Steel et non Barnes comme M. Verneuil, car si le fait s'est passé dans le service de M. Barnes, il a été publié par son assistant Wilson Steel.

turel, voulu, obligé de l'évolution normale d'une syphilis contractée dans un coït, 9 semaines auparavant et non comme l'explosion d'une diathèse jusque-là restée latente par suite de l'irritation, de la réaction de l'économie provoquée par l'introduction de quelques pointes dans le foyer de la fracture.

Ces faits de manifestations à distance de la diathèse provoqués par une fracture ne nous paraissent donc pas suffisamment démontrés, du moins quant à présent, avec les observations dont nous disposons.

Au contraire, le fait d'une lésion spécifique apparaissant au niveau d'une fracture en pleine évolution et entraînant un retard dans la consolidation d'une plaie de fracture compliquée, qu'elle transforme en ulcération caractéristique, d'une fracture ancienne, nous paraît nettement établi par l'étude des observations que nous avons pu rassembler. Nous avons déjà vu la syphilis modifiant le travail formateur du cal, modifiant la plaie en voie d'évolution, appelée en ces points par le traumatisme, agissant sur cette lésion traumatique, qui a été réciproquement la cause même de la détermination locale de la diathèse, il nous reste à étudier maintenant les manifestations syphilitiques se produisant au niveau d'une fracture ancienne.

Nous trouvons ici une application particulière de cette grande loi générale bien étudiée par M. Verneuil et ses élèves sur les points de l'économie, dont la résistance est diminuée par un traumatisme antérieur, les *loci minoris resistentiæ*. Le reste permanent d'une lésion antérieure constitue une tare (1). C'est ainsi qu'on voit un testicule

(1) L. H. Petit. De locis minoris resistentiæ. Assoc. franc. pour l'avancement des sciences, Congrès de Nantes 1875, p. 971.

syphilitique survenir après une orchite, une ulcération syphilitique s'emparer d'une cicatrice six mois après une rhinoplastie (1), etc. Des faits analogues s'observent au niveau de fractures anciennes constituant une tare locale ; c'est ainsi qu'on a signalé chez un syphilitique l'apparition de gommes autour du siège d'une fracture ancienne du tibia (2). Folinéa a noté l'apparition d'ulcérations spécifiques, accompagnées de pustules rupioïdes, au niveau d'une cicatrice ancienne de fracture compliquée.

OBSERVATION LXXXVI.

Fracture compliquée de la jambe chez un syphitique. Folinea. Trad. par le Dr Petit.

(Arch. gén. de méd., 7e série, t. VI, p. 41, juillet 1881.)

De Roze Nunzia fut atteinte d'une fracture compliquée de la jambe dont elle guérit en six mois, ne conservant comme souvenir de l'accident qu'une grande cicatrice.

Au bout d'un certain temps, la malade fut infectée par la syphilis et quelques mois après elle entra dans notre salle pour un iritis spécifique.

A ce moment on constata sur la cicatrice un ulcère de la grandeur d'une pièce de 5 francs et ayant les caractères d'un ulcère syphilitique. Près de là étaient des sortes de pustules qui, recouvertes de croûtes, avaient l'aspect de pustules de rupia. Outre l'iritis il y avait des plaques muqueuses aux amygdales et une polyadénite généralisée.

La malade fut soumise au traitement mercuriel, soit localement, soit par injections hypodermiques, et guérit, quoique lentement, dans l'espace de trois mois.

Il nous reste, pour terminer, à dire quelques mots des lésions du cal, d'origine spécifique, qui se rattachent plus spécialement à notre sujet.

(1) Delpech. Cité par Petit, p. 901.

(2) Obs. de Louis Thomas (de Tours) communiquée par M. Verneuil à la Soc. de chir., le 8 avril 1868.

OBSERVATION LXXXVII.

Syphilis. Fracture de la clavicule par cause musculaire. Considération. Gomme du cal.

Nicod. Fracture de la clavicule produite par l'action musculaire. (Journ. gén. de méd., de chir. et de pharm., 1819, t. LXIX, p. 348.)

Jeanne T..., âgée de 68 ans, d'une bonne constitution, vint me consulter à l'hôpital Beaujon, le 23 janvier 1816, pour une douleur à l'épaule gauche. Une légère ecchymose au-dessus de la clavicule, le déplacement de l'épaule en bas et en avant, la mobilité et la crépitation du tiers externe de la clavicule me firent aussitôt reconnaître la fracture de cet os. Dès lors je ne fus plus étonné du peu d'efficacité qu'avaient eues les fomentations émollientes conseillées par le premier chirurgien qui avait vu la malade, et qui n'avait sans doute méconnu la fracture que parce qu'elle avait eu lieu dans une circonstance toute particulière, c'est-à-dire sans coup porté directement sur la clavicule, ni chute sur le bras.

17 janvier. La malade était assise sur une chaise, lorsqu'elle entendit un chat s'introduire dans une armoire qui était derrière elle.

Sans se retourner, elle porta brusquement le bras en arrière, l'avant-bras dans la pronation la plus marquée; et poussant avec force la porte de l'armoire, elle ressentit à l'épaule une douleur assez vive.

Ces diverses circonstances me portèrent à attribuer la fracture à l'action musculaire, sans rejeter l'idée d'une diathèse particulière qui pouvait avoir rendu l'os friable. La suite du traitement pouvait seule m'éclairer sur ce point. En effet, la malade avait tous les attributs d'une bonne constitution; elle n'avait jamais été malade, nous disait-elle, et rien ne faisait soupçonner un de ces vices internes qui ont coutume de porter leur action sur les os, si ce n'est la difficulté d'expliquer une fracture de la clavicule par l'action seule des muscles. Je résolus donc de la traiter par les moyens ordinaires et d'employer le bandage de Desault. Mais quand le coussinet fut placé dans le creux de l'aisselle, je fis remarquer aux élèves la grande difficulté qu'opposait à la réduction le déplacement considérable des fragments. Quoique je n'insistasse pas pour l'obtenir complète, à cause du grand âge de la malade, néanmoins, le lendemain, septième jour de l'accident, en voulant réappliquer plus exactement l'appareil, j'aperçus vers le tiers supérieur de la face interne du bras, des phlyctènes remplies de sérosité jaunâtre et un peu consistantes.

Ce nouvel accident, produit par une action très modérée du bandage, rendait impossible une constriction assez forte pour contenir convenablement la fracture par le bandage de Desault. J'en discontinuai d'autant plus volontiers l'usage, que déjà j'avais obtenu les plus heureux succès du bandage appelé 8 de chiffre, aidé d'un simple bandage de corps et d'une écharpe.

Après avoir garni de compresses douces les deux aisselles, je maintins les épaules en arrière et en haut, au moyen d'une bande d'environ quatre aunes. Ensuite, je portai l'épaule en dehors, en faisant agir le bandage de corps sur la partie inférieure du bras. Pour empêcher la trop forte pression de la bande sur le bord des aiselles, j'élevai encore l'épaule et la maintins en arrière, en agissant sur le coude et l'avant-bras, au moyen d'une écharpe suffisamment tendue.

Cet appareil, que la nécessité me força d'employer à la campagne, il y a environ treize à quatorze ans, est entièrement basé sur les principes de Desault, et remplit aussi bien les indications curatives, sans être ni aussi incommode, ni aussi difficile à appliquer, ni aussi susceptible de se déranger souvent.

Dans le cas qui nous occupe, il eut aussi l'avantage de permettre le pansement des excoriations, sans déranger les fragments. Il fut renouvelé tous les dix jours, jusqu'à parfaite guérison.

Une chose sur laquelle on ne peut trop méditer, c'est qu'au trentième jour de la fracture, la consolidation paraissait assez solide quoique le cal fût encore très gonflé; qu'au quarantième jour il était à peine sensible, et que la malade se servait assez bien de son bras pour demander à sortir de l'hôpital : ce qui lui fut accordé.

Ce que je vais ajouter indiquera le degré de confiance qu'on doit accorder à ces observations incomplètes, dans lesquelles on se contente de dire que le malade quitte Paris ou sort de tel ou tel hôpital, presque entièrement guéri ou simplement en voie de guérison.

Environ trois mois après sa sortie de l'hôpital Beaujon, la femme T... se présenta sur mon passage. Elle me dit qu'au lieu de prendre du repos pendant sa convalescence, elle avait fatigué son bras et que la clavicule fracturée était gonflée, douloureuse et rouge, ce que je vérifiai aussitôt.

Elle rentra à l'hôpital. Un abcès succéda à l'inflammation du périoste; l'ouverture en fut faite prématurément; la clavicule, qui paraissait cariée, se nécrosa et s'exfolia dans l'étendue de huit à dix lignes. Enfin la plaie se cicatrisa. Le cal parut être redevenu compact sans d'autres médicaments que des tisanes amères et du vin anti-scorbutique.

La malade sortit encore une fois de l'hôpital dans un état de guérison apparente.

Quelques mois après, elle vint me consulter, ayant des ulcères de différentes étendues sur la clavicule malade, sur l'épaule du même côté, sur le dos et sur la partie antérieure de la poitrine. Plusieurs périostoses des côtes et l'aspect des ulcères ne me permirent pas de douter que le virus vénérien ne fut la cause éloignée de la fracture et des symptômes que j'avais sous les yeux. J'adressai la malade à M. Cullerier, avec le résumé de mes observations. La décrépitude annonçait une mort prochaine.

Cette observation est des plus instructives. D'après la première partie, on serait porté à croire que les muscles seuls peuvent fracturer une clavicule saine, si l'on n'était pas retenu par la difficulté d'en expliquer le mécanisme. D'après la seconde partie, on attribuerait encore plus volontiers le ramollissement du cal aux mouvements et à la fatigue du bras, qu'au virus vénérien, ou à la dartre scorbutique, dont aucun symptôme n'annonçait l'existence. Mais la dernière partie de l'observation ne permet de douter de la préexistence du virus vénérien. Dès lors la fragilité de la clavicule n'est plus un problème difficile à résoudre. Le fait est constant, la malade n'est point tombée et n'a point reçu de coup sur la clavicule. Expliquons, d'après les lois de la vie, ce que ne réprouve pas le bon sens. La clavicule est, de tous les os longs, celui qui offre le plus de prise à l'action musculaire, pour la fracturer dans la circonstance où s'est trouvée la femme T... Pendant qu'elle s'efforçai de porter le bras derrière le dos, l'action du grand dorsal et des muscles de l'épaule sur l'humérus, tendant à produire un mouvement de rotation de la clavicule, en faisant élever le bord postérieur de celle-ci par l'apophyse acromion. Etant assise pendant ce mouvement, il était difficile que la clavicule ne fût pas éloignée de la première côte autant que possible. Alors, l'humérus étant fixé sur la porte de l'armoire que cette femme voulait fermer, le muscle sous-clavier, allongé, a dû agir presque perpendiculairement à l'axe de la clavicule; celle-ci étant fragile a été fracturée en effet par l'action combinée des muscles.

OBSERVATION LXXXVIII.

Syphilis ne troublant pas le travail de consolidation d'une fracture. Ultérieurement gomme du cal.

(In Thèse agrég. chir., 1875, Berger, p. 106.)

Fournier a soigné un jeune homme qui avait été infecté il y a cinq ou six ans en Chine. Il y a trois ans, il reçut un coup de feu qui lui brisa la clavicule et les deux premières côtes. Ces fractures se consolidèrent néanmoins sans difficulté; mais, dans le courant d'avril 1875, il apparut sur le tibia une périostose et le foyer de la fracture ancienne devint en même temps le siège d'une tuméfaction qui atteignit le volume de quatre doigts. L'iodure de potassium fit disparaître complètement ce onflement.

OBSERVATION LXXXIX.

Lésion d'un cal ancien dans le cours d'une syphilis secondaire. Guérison par le traitement mixte.

(In Dron, La syphilis et les cicatrices. Assoc. franç. pour l'avancement des sciences, 1875, p. 1140.)

Un jeune homme de 26 ans entra à l'hôpital de l'Antiquaille de Lyon, le 1er juillet 1874, pour une syphilis caractérisée par une éruption spéciale polymorphe : roséole et papules sèches du tronc, papules humides de l'anus, du scrotum, de la face interne des cuisses, plaques muqueuses des lèvres, du genou, de la face interne du prépuce, pustules dans le cuir chevelu, chute des cheveux. Il avait eu, il y a trois mois, un chancre actuellement cicatrisé. Il y a six ans, il a eu un premier chancre accompagné de bubon suppuré, et qui n'a pas été suivi d'accidents secondaires, pendant tout ce laps de temps.

Ce malade a reçu à la bataille de Sédan une balle dans la partie inférieure de l'avant-bras gauche qui fut traversé de part en part. Cette balle fractura le radius et par la plaie on retira des esquilles. Après trois mois de traitement, la plaie était guérie, la fracture consolidée et le malade commençait à se servir de son bras. Le cal n'a jamais été très volumineux, à peine remarquait-on du côté lésé une saillie un peu plus considérable que du côté opposé. Le malade a repris complètement l'usage de son membre supérieur gauche, sauf le mouvement de pronation et de supination. Il a éprouvé quelquefois, surtout au moment des variations de température, des douleurs légères au niveau de la blessure ; mais ces douleurs passagères ne se sont jamais accompagnées de gonflement.

Le lendemain du jour de l'entrée du malade à l'Antiquaille, quatre ans après la fracture, sans nouveau traumatisme, sans cause externe appréciable, le cal commença à devenir douloureux et à se tuméfier. Le gonflement devint bientôt assez considérable, et l'on remarqua de la rougeur des téguments.

Le 4. La circonférence du côté malade atteignit 22 centimètres, celle du côté sain étant 16. A la palpation, on trouve au centre du gonflement un point ramolli où l'on croit sentir de la fluctuation. Il n'y a d'ailleurs aucune autre douleur ostéocope, le malade ne se plaint pas de céphalée, et l'on ne constate nulle part de périostite ni d'exostose.

On ne peut accuser le mercure d'avoir ramolli le cal : aucun traitement hydrargyrique n'a jamais été donné avant son entrée. Le malade ne peut plus soutenir son avant-bras ; le poids de la main fait naître de vives douleurs au point affecté.

On place le membre malade sur une palette bien garnie de coton, et on l'assujettit avec quelques tours de bande peu serrés. Puis, aux 5 centigrammes de proto-iodure d'hydrargyne donné au malade depuis son entrée (1er juillet), on ajoute l'iodure de potassium, qui de 1 gramme est porté progressivement jusqu'à 4 grammes.

Le 18. Le gonflement a beaucoup diminué ; on ne sent plus de fluctuation, presque plus de douleur. Le malade peut se passer de sa palette.

Le 20. L'amélioration continue ; une légère salivation fait suspendre le proto-iodure hydrargyrique. Le malade prend 4 grammes d'iodure de potassium.

Il quitte l'hôpital le 13 août. Le cal est revenu à l'état normal ; il est aussi solide que l'année précédente ; il est parfaitement indolent et ne fait pas plus de saillie que par le passé.

Evidemment il s'est fait dans ce cal un travail morbide qui, abandonné à lui-même, après l'avoir enflammé et ramolli, en aurait amené la désagrégation et l'absorption.

Les antécédents du malade, l'absence de toute cause traumatique, la marche de la maladie, la rapidité de la guérison par les spécifiques, tout porte à croire que la syphilis est la seule étiologie possible de la lésion de ce cal. Elle y a fait naître cette production désignée sous le nom de gommes, dont les éléments s'infiltrent à travers les tissus, les désorganisent, les désagrègent, en déterminent la nécrobiose et, s'il s'agit d'os, y amènent des nécroses plus ou moins considérables. Peut-être s'étonnera-t-on qu'une pareille lésion ait accompagné la poussée d'accidents secondaires. Mais nous n'en sommes plus à admettre d'une façon absolue la marche rigoureusement chronologique des manifestations syphilitiques de la superficie de la peau, à la profondeur des organes.

Dans une de ces trois observations, celle de Nicod, la lésion spécifique existait probablement antérieurement à la fracture qui a eu lieu par cause musculaire, elle a entraîné, lors de la formation du cal, la nécrose et la suppuration consécutive du foyer de la fracture. On pourrait donc, sous bien des rapports, ranger cette observation dans les cas de lésion osseuse spécifique entraînant d'abord la fracture, puis la nécrose et la suppuration du cal. La syphilis n'a pas été appelée là par le traumatisme, elle préexistait à la fracture. Toutefois, nous avons placé ici l'observation comme exemple de l'influence que la syphilis peut avoir sur la marche d'un cal. Les deux autres observations sont, au contraire, des exemples des plus nets de manifestations spécifiques appelees au niveau même d'un cal, constituant le locus minoris resistentiæ. Dans le cas de M. Fournier, c'est trois ans après une fracture que la clavicule devient le siège d'une tuméfaction qui atteignit le volume de quatre doigts et disparaît complètement par l'iodure. Dans celui de M. Dron, quatre ans après une fracture compliquée du radius, le cal, quelque temps après que le malade eut contracté la syphilis, en pleine évolution d'accidents secondaires, se tuméfie, se ramollit, sans qu'aucun traitement hydrargyrique ait été suivi. Après un mois de traitement mixte, tout revient à l'état normal.

Il semble que dans ce cas le traumatisme antérieur ait appelé d'une façon précoce les manifestations osseuses spécifiques.

RÉSUMÉ DE LA THÈSE ET CONCLUSION

1° Dans la syphilis héréditaire, on peut observer :

Chez les nouveau-nés, deux ordres de lésions : des décollements épiphysaires et des fractures soit juxta-épiphysaires, soit au milieu même de la diaphyse, lésions qui donnent lieu à des pseudo-paralysies.

Chez des enfants plus âgés, des fractures qui évoluent et se consolident sans traitement spécifique, comme des fractures chez des individus sains, bien que dans quelques cas l'enfant ait présenté quelque temps après des lésions spécifiques nettes, gommes, etc.

2° La syphilis acquise, presque toujours à la période tertiaire :

A. Constitue une cause prédisposante aux fractures, cause qui apparaît des plus nettes dans nombre de fractures spontanées, soit que la syphilis ait engendré une altération générale du système osseux, comme paraissent le démontrer quelques rares observations, soit qu'elle ait déterminé une lésion locale qui a diminué en ce point la résistance de l'os.

B. Retarde, dans un certain nombre de cas, la consolidation des fractures : quelquefois est une cause de pseudarthrose, bien que, dans la majorité des cas, la fracture se consolide à la suite d'un traitement approprié.

C. Peut causer l'ulcération spécifique de la plaie en voie de cicatrisation lors de fracture compliquée,

D. Dans quelques cas se manifeste au niveau de cicatrices, de cals qui constituent un locus minoris resistentiæ.

Conclusion : La syphilis nous parait donc avoir un rôle nettement établi dans la genèse et l'évolution des fractures, elle nous paraît pouvoir se manifester tardivement au niveau d'une fracture ancienne ; aussi, dans tous les cas où l'on observera, soit une fracture qui ne paraît pas en rapport avec l'inténsité du traumatisme original, soit un retard ou un manque dans la consolidation, on devra songer à elle, la chercher s'il y a lieu, la traiter, en même temps qu'on mettra en œuvre les autres moyens dont on dispose pour amener la consolidation des fractures.

INDEX BIBLIOGRAPHIQUE

ACREL (Olof). — Chir. Vorf u. s. w. (Traduit du suédois, par Murray. Gœttingue, 1777, d'après G. Gurlt.

ARNOTT. — London, med. Gaz., 1840, p. 447.

— The Lancet, 1839-1840. T. II, p. 382.

BARNES. — Lancet. Novembre 1873. (Voyez Wilson Steele.)

BEAUCHÊNE fils. — Journ. gén. de méd., de chir. et de pharm. française et étrangère. T. XXXIII, p. 287, 1808.

BEHREND. — Berliner Klin. Wochensch., 1881.

B. BELL. — Cours de chirurgie traduit par Bosquillon. T. VI.

BÉRARD. — Art. Fractures in Dict. en 30 vol. T. XIII.

— Thèse de Concours, 1833.

BÉRENGER-FÉRAUD. — Traité des pseudarthroses, 1871.

BERNE. — Thèse de Paris, 1884.

BEULAC. — Union médicale, 1884.

BLANPAIN. — Thèse de Paris, 1822, n° 169.

BLEU. — Thèse de Paris, 1848.

BONSFIELD-PAGE. — Med. Surg. Trans. T. XXXI.

BOREL. — Thèse de Paris, 1879.

BOTTCHER. — Vermischte med. chir. Schrift., 1791.

BOURGUET (d'Aix). — Soc. chir., 1874, 3e série. III, p. 40.

BOYER. — Traité des maladies chirurgicales. T. III.

BREDA. — Giornal della mall. venerea, 1884.

BRESCHET. — Art. Pseudarthroses in Dre en trente. T. XXVI.

BRODIE. — London med. Gaz. XIII, 1834, p. 56.

CAZENAVE. — Traité des syphilides, Paris, 1843.

CHIARI (Hanns). — Vjhrsch. f. Derm. u. syph., 1882. T. IX, p. 389.

CHADWICH. — Ass. journ., 1854. (D'après Gaz. med., Paris, 1854, p. 539.)

CHASSAIGNAC. — Traité des opérations. T. I. (D'après Delens, loc. cit.)

COLLES. — Cité par Puel, p. 79, et par Gurlt, p. 638.
S. COOPER. — Pathol. chirurg. T. I.
B. COOPER. — Guy's hosp. Rep., 1837, p. 399. (D'après Malgaigne, T. I, p. 304.)
CORNIL et RANVIER. — Manuel d'histol. pathol.
DAMASCHINO. — Soc. méd. hop., 1883.
DEBOVE. — Soc. méd. hop.. avril 1884.
DELPECH. — Chirurgie clinique de Montpellier. T. I, p. 454.
DELACROIX. — Thèse de Paris, 1839.
DELENS. — Gaz. des hôp., 1864.
— Arch. gén. méd., 1875.
DENONVILLIERS. — Compendium de chirurgie. T. II, p. 226.
DEPAUEW. — Thèse de Paris, 1841, n° 248.
DENUCÉ. — Dict. Jaccoud. T. XXX. Art. Pseudarthrose.
DESPRÉS. — Chir. journ., p. 71.
DONATUS-MARCELLUS. — De historia medica. Liber V.
DOUBLE. — Journ. gén. de méd. et chir. T. XXII.
DRESCHFELD. — Medical Times and Gazette, 1881. T. II.
DRON. — Assoc. franç. pour l'avancement des sciences, 1875.
DUPUY. — Soc. an., 1871.
DURAND. — Causes et traitements des pseudarthroses, Thèse de Paris 1870.
DUSTERHOFF. — Arch. de Langenbeck. Band XXII.
EARLE. — In Melanges de chirurgie étrangère, traduit par Maunoir 1824. T. I, p. 324, et Méd. chir. trans., t. XXII.
ELLIOTT. — Brist. med. Journ., 1869.
ERICHSEN. — Science and art. of surgery, 1877. T. I.
FLEURY. — Arch. gén. méd. 1837.
FOLINEA. — Trad. par Petit. In arch. méd., 1881.
FOLLIN. — Traité de pathologie externe. T. II.
FOURNIER-PESCAY. — Recueil de mém. de méd., de chir. et de pharm. militaire. Paris, 1820, T. VIII. (D'après le Journ. gén. méd., 1821. T. LXXIV, p. 365.)
GILLETTE. — Clin. chir. des hôp. de Paris, 1877, p. 213.
GOSSELIN. — Clin. chir. de l'hôp. de la Charité, 1879, t. I, p. 539.
GROSS. — A system of surgery. Philaldelphia. T. I.
GURLT. — Handbuch der Lehre von den Knochenbruchen. Berlin, 1862.
GUYON. — Cours de la Faculté (inédit).
HAMILTON. — Traité pratique des fractures, traduit par Poinsot, 1884.
HALLOPEAU. — Du mercure. Thèse d'agrég., 1875.
HAAB. — Arch. de Virchow, 1876.

HAMMICK (Stephen). — Practical remarks on amputations, fractures, etc., p. 118.
HARTMANN. — Observations inédites.
HENNEQUIN. — Fractures du fémur.
HORNIDGES. — Pathologie gén. des fractures. T. I., in Syst. de Holmes.
KUGLER (Joh). — Praktische abhandl. Sammtt Knochenbr. an mensch. korp. Vienne, 1837, p. 9. (D'après Gurlt.)
KUTTINGER. — In Fournier-Pescay. Loc. cit.
LAGNEAU. — Exposé des signes de la maladie vénérienne.
LANCEREAUX. — Traité de la syphilis.
LANNELONGUE. — Communication orale.
LÉVEILLÉ. — Nouvelle doctrine chirurgicale. T. II.
LOMBARD. — Thèse de Paris, 1834.
MALGAIGNE. — Traité des fractures. T. I.
MANNE. — Traité des Maladies des os. Toulon, 1789.
— Journ. génér. méd. T. XXIII, p. 265.
MANZONI. — Obs. pathol. Veronæ, 1795. T. I, p. 534. (D'après Gurlt.)
MARCHAND. — Art. Fractures. In Dict. encycl., 4e série, T. IV, p. 13.
MARLIER. — Thèse de Paris, 1851.
MEEKREN (Job.-a.). — Observ. med. chir., p. 341. (D'après Berard et Cloquet. Loc. cit.)
MERCKEL. — Syphilis des blessés. Centralblatt med., 1871.
MILLARD. — Soc. med. hôpit., 11 mai 1883.
MONNIER. — Observation inédite.
MOREAU. — Thèse de Paris, 1872.
MULLER (R.). — Archives de Virchow, 1883.
NEDOPIL. — Wien. med. Woch. 1878. XXVIII.
NÉLATON. — Eléments de pathol. T. I.
NEUMANN. — Wiener med Blatter, 1882.
NICHOLS. — Boston med. and surg. Journ., 13 avril 1876. T. XCIV, p. 424.
NICOD. — Journ. gén. méd., 1819.
— Thèse de Paris, 1807.
NORRIS. — American Journ. of med., 1842.
OPPENHEIM. — Sur les pseudarthroses. Zeitsch. f. die ges. med., 1837. (D'après Norris.)
PALLIZANI. — In gior ital. del mal. ven. Milan, 1879. (D'après revue d'Hayem, 1882.)
PARROT. — Archives physiol., 1871-1872.
— Gaz. des hôp., 1881.
— Soc. anat., 1875.
PATEY. — Thèse de Paris, 1878.

PAULI. — Schmidts jahrb. d. ges. med. Bd. LXXII, p. 360.
PETIT (J.-L.). — Traité des maladies des os, T. II.
PETIT (L.-H.). — Thèse de Paris, 1875.
— Assoc. franç. pour l'avancement des sciences, 1875.
PIGNOT. — Observation inédite.
POLAILLON. — Art. Clavicule. In Dict. encyclop.
PORAK. — Soc. chir., 1877.
POUSSON. — Observation inédite.
PUEL. — Thèse de Paris, 1867.
RAYMONDAUD. — Thèse de Paris, 1880.
RAVATON. — Pratique moderne de la chirurgie, publiée par Sue, le jeune. T. IV, p. 446. — Paris, 1776.
REICHEL. — Dissertatio de epiphysium ab ossium diaphysi diductione 1759. — In thes. Diss., etc., de Sandifort.
RICORD. — Bull. gén. de thérap., 1842.
RIMAUD. — Thèse de Paris, 1839.
A.-C. ROBERT. — In confér. de clin. chir., Paris 1860.
ROBERT (Alph.). — Observation inédite.
ROQUES. — In Fournier-Pescay. Loc. cit.
ROQUES. — Soc. méd. Hôp., 1883.
ROUX. — Journ. gén. méd. T. XXVII.
ROY. — Thèse de Paris, 1856.
SANSON. — Art. Fractures. In Dict. méd. et chir. T. VIII.
— Art. Articulation anormale. In Dict. méd. et chir. T. III.
SELLIEN. — In J. L. Schmucker Vermischt chir. Schrift., Bd I, p. 338. (D'après Gurlt.)
SCHENKIUS a GRAFFENBERG. — Obs. med. rar. Liber V, obs. VII, 1596.
SIGMUND. — Zeitsch d. k. k. gesellsch der aertse zu Wien, 1860. (D'après Gurlt.)
— Handbuch von Pilha et Billroth, 1869 (syphilis).
STANLEY. — A treatise on diseases of the bones. London, 1849, p. 239.
STILLING. — Archives de Virchow, vol. LXXXVIII.
SWEDIAUR. — Traité des maladies syphilitiques. T. II.
TERRIER. — Manuel de pathol. chir. T. I.
THOMAS. — Soc. chir., 1868.
THOMSON. — Gaz. hôp., 1842.
TROISIER. — Soc. med. hôp., 1883.
TURNER (Daniel). — The art of surgery, 1736, T. II.
VALLIN. — Gaz. hebd., 1880, p. 596.
VALETTE. — Art. Fractures in nouveau Dict. med. et chir. T. XV, 1872.
VENOT. — Accidents tertiaires, etc. Bordeaux, 1846. — D'après Gaz. méd. de Paris, 1847.

Verneuil. — Revue mens. méd. et chir., 1879.

— Encyclop. internationale. T. I. (Syphilis.)

Verraguth. — Archives de Virchow, vol. LXXXIV.

Vidal de Cassis. — Traité de pathol. externe. T. II.

Virchow. — Virchow archiv., 1859. T. III, p. 231.

Volkmann. — Handbuch von Pitha et Billroth, 1865. (Maladies des os.)

Waldeyer et Kobner. — Archives de Virchow. 1873.

Walther (Ph. de). — Journ. compl. du Dict. des sc. méd. T. VII.

Walther (Ch.). — Observation inédite.

Webner. — Arch. de Virchow, 1870.

Wichkam. — France médicale, T. II, 1882.

Willard-Parker. — New-York, Journ. of méd., 1852.

Wiltshire. — Brish. med. Journ., 1878.

Wilson-Steele. — Lancet, 1873, T. II.

Wutzer. — In otto Weber chir. Erfahrung, Berlin, 1857, p. 81.

Zeissl. — Plaies chez les syphilitiques. Wochenbl. d. ger. Aerzte in Wien, 1865, nº 11. (D'après Centralbl. med. W., 1865, p. 284.)

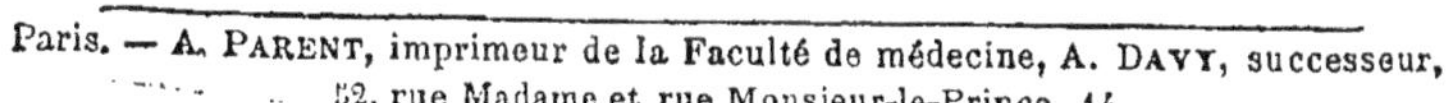

Paris. — A. Parent, imprimeur de la Faculté de médecine, A. Davy, successeur, 52, rue Madame et rue Monsieur-le-Prince, 14.

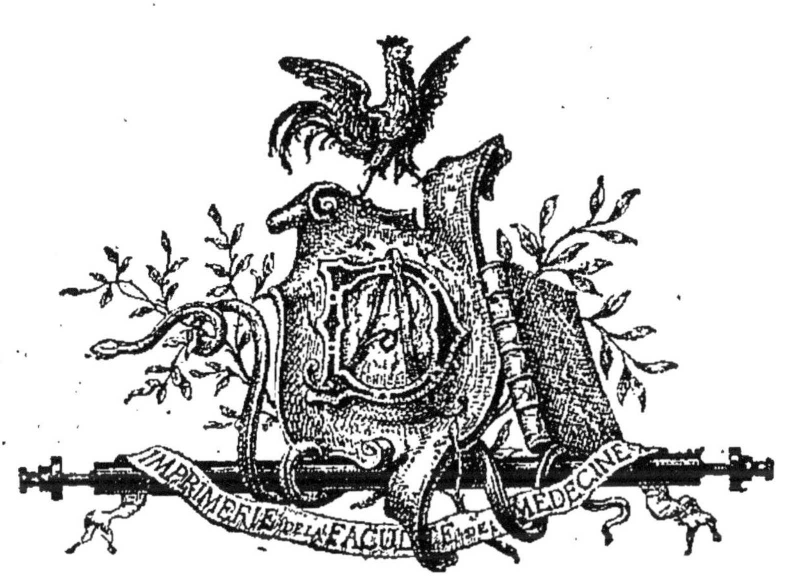
IMPRIMERIE DE LA FACULTÉ DE MÉDECINE

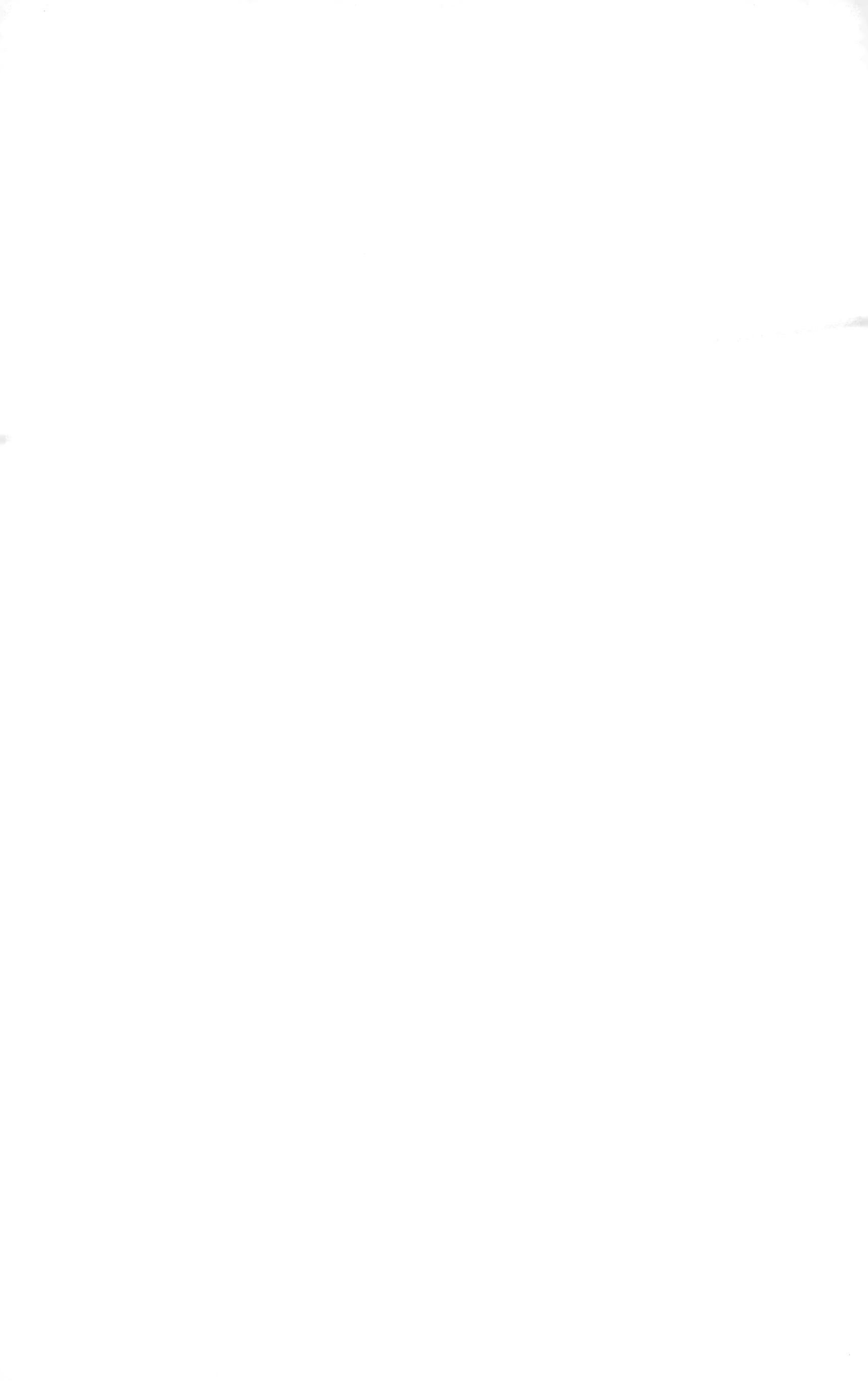

www.ingramcontent.com/pod-product-compliance
Ingram Content Group UK Ltd.
Pitfield, Milton Keynes, MK11 3LW, UK
UKHW020151200726
13856UKWH00003B/935